国家卫生健康委员会"十四五"规划教材

全国中等卫生职业教育教材

供医学影像技术专业用

病理学基础

第2版

主　编　丁学芳

副主编　张　莉　周　璐

编　者（以姓氏笔画为序）

丁学芳（安顺职业技术学院）

毛旭娟（山西卫生健康职业学院）

包　莉（襄阳职业技术学院）

刘东波（山东省莱阳卫生学校）

沈　淼（安顺职业技术学院）（兼秘书）

张　莉（山东省临沂卫生学校）

张可丽（江西医学高等专科学校）

周　璐（重庆市医药卫生学校）

夏　宁（山东省烟台护士学校）

盛文杰（肇庆医学高等专科学校）

人民卫生出版社

·北　京·

图书在版编目（CIP）数据

病理学基础 / 丁学芳主编 . —2 版 . —北京：人
民卫生出版社，2022.11（2024.8 重印）
ISBN 978-7-117-34036-6

Ⅰ. ①病… Ⅱ. ①丁… Ⅲ. ①病理学–医学院校–教
材 Ⅳ. ①R36

中国版本图书馆 CIP 数据核字（2022）第 209227 号

人卫智网	www.ipmph.com	医学教育、学术、考试、健康，购书智慧智能综合服务平台
人卫官网	www.pmph.com	人卫官方资讯发布平台

病理学基础
Binglixue Jichu
第 2 版

主　　编：丁学芳
出版发行：人民卫生出版社（中继线 010-59780011）
地　　址：北京市朝阳区潘家园南里 19 号
邮　　编：100021
E - mail: pmph @ pmph.com
购书热线：010-59787592　010-59787584　010-65264830
印　　刷：廊坊一二〇六印刷厂
经　　销：新华书店
开　　本：850×1168　1/16　印张：13
字　　数：277 千字
版　　次：2016 年 1 月第 1 版　2022 年 11 月第 2 版
印　　次：2024 年 8 月第 2 次印刷
标准书号：ISBN 978-7-117-34036-6
定　　价：59.00 元
打击盗版举报电话：010-59787491　E-mail：WQ @ pmph.com
质量问题联系电话：010-59787234　E-mail：zhiliang @ pmph.com
数字融合服务电话：4001118166　E-mail：zengzhi @ pmph.com

修订说明

为服务卫生健康事业高质量发展,满足高素质技术技能人才的培养需求,人民卫生出版社在教育部、国家卫生健康委员会的领导和支持下,按照新修订的《中华人民共和国职业教育法》实施要求,紧紧围绕落实立德树人根本任务,依据最新版《职业教育专业目录》和《中等职业学校专业教学标准》,由全国卫生健康职业教育教学指导委员会指导,经过广泛的调研论证,启动了全国中等卫生职业教育护理、医学检验技术、医学影像技术、康复技术等专业第四轮规划教材修订工作。

第四轮修订坚持以习近平新时代中国特色社会主义思想为指导,全面落实党的二十大精神进教材和《习近平新时代中国特色社会主义思想进课程教材指南》《"党的领导"相关内容进大中小学课程教材指南》等要求,突出育人宗旨、就业导向,强调德技并修、知行合一,注重中高衔接、立体建设。坚持一体化设计,提升信息化水平,精选教材内容,反映课程思政实践成果,落实岗课赛证融通综合育人,体现新知识、新技术、新工艺和新方法。

第四轮教材按照《儿童青少年学习用品近视防控卫生要求》(GB 40070—2021)进行整体设计,纸张、印刷质量以及正文用字、行空等均达到要求,更有利于学生用眼卫生和健康学习。

前　言

为全面落实"加快发展现代职业教育"精神，适应社会对中等卫生技术人才的需求，我们在人民卫生出版社组织下编写了《病理学基础》(第2版)教材。本教材的编写以习近平新时代中国特色社会主义思想为指导，落实党的二十大精神进教材的要求，全面贯彻党的教育方针和卫生健康工作方针，按照医学影像技术专业教学标准要求，紧扣培养目标定位，遵循"三基"(基本理论、基本知识、基本技能)、"五性"(思想性、科学性、先进性、启发性、适用性)的教材编写基本原则。

此次教材的编写在形式上进行了创新：每章设有"学习目标""导入案例""知识拓展""本章小结"和"思考与练习"。"学习目标"按照掌握、熟悉、了解三个层次对教学内容进行提炼。教师可根据教学需要灵活选用"导入案例""知识拓展"内容，寓能力培养于课堂教学之中，促进"师生互动、生生互动"，创设课堂活跃氛围，增强课堂教学的实效性，弥补传统教学的缺憾。"本章小结"起到"画龙点睛"的作用，便于学生掌握章节内容精髓。"思考与练习"有助于学生课后复习和巩固所学知识。本教材还设置章二维码，通过扫描二维码阅读使用各章数字内容。

本教材根据医学影像技术专业的特点，主要内容涵盖病理解剖学的同时，适当编入了部分病理生理学知识，分总论及各论两部分。第一章至第五章为总论，重点讲述了病理学基本理论及基本知识；第六章到第十一章为各论部分，讲述了各系统常见疾病的病理变化及临床病理联系，尽量简化发病机制的叙述。另外，还制作了与本教材配套的教学课件、自测题、微课等数字资源，内容翔实、紧贴教材，既为教师多媒体教学提供方便，也为学生自学和复习提供指导。教材按54学时编写，其中理论41学时，实验13学时，主要供中等卫生职业教育医学影像技术专业使用，也可供中等卫生职业教育其他专业使用。

本次修订是在第1版教材的基础上进行的，全书凝聚着各位编委的辛勤付出。全体编委在各学校领导的大力支持下，尽职尽责、不懈努力，确保编写工作按期完成，在此表示衷心感谢。尽管本书编委在编写过程中尽了最大努力，但由于学术水平有限，编写经验不足，仍存在不当或不足，恳请广大师生提出宝贵意见，不胜感谢！

丁学芳

2023年9月

目　录

绪 论

绪论 数字资源

学习目标

1. 掌握病理学的概念及病理学的任务。
2. 熟悉病理学的内容及病理学的研究方法。
3. 了解病理学在医学中的地位及病理学的学习方法。
4. 学会将辩证思维融入病理学的基础知识中,利用辩证思维对疾病的具体情况以及变化进行分析。
5. 具有良好的职业素质和理论联系实际的科学态度。

一、病理学的任务与内容

病理学(pathology)是研究疾病的病因、发病机制、病理变化、结局和转归的一门医学基础学科。它的任务是运用科学的方法探讨上述内容来认识和掌握疾病的本质,从而为疾病的诊治和预防提供科学的理论基础和实践依据。

病理学包括病理解剖学和病理生理学两部分。病理解剖学侧重从形态结构的角度研究疾病发生、发展规律;病理生理学侧重从功能和代谢的角度研究疾病发生、发展规律。在疾病发生、发展过程中,机体形态结构和功能代谢的变化紧密联系,因此病理解剖学和病理生理学之间不能截然分开。本教材将病理解剖学与病理生理学的内容进行整合后,分为总论和各论两部分,总论讲述疾病的共同规律,各论讲述各系统常见疾病的特殊规律。总论和各论之间有着十分密切的内在联系,是共性和个性之间的关系。认识疾病的共同规律有利于认识疾病的特殊规律,而具体疾病特殊规律的总结和归纳又可深化对共同规律的理解,二者相辅相成,不可偏废。

二、病理学在医学中的地位

病理学在医学中的地位主要体现在三个方面：①科学研究方面。病理学揭示疾病的发生、发展规律和本质，从而为疾病的防治提供科学理论依据；医学科学研究都要以正确的病理学诊断为依据。②医学教育方面。病理学是连接基础医学和临床医学的桥梁，起到承上启下的作用。学习病理学以生物学、解剖学、组织胚胎学、生理学、生物化学、病原微生物学和免疫学等学科为基础，同时病理学本身又是以后学习临床各科的基础。③临床医疗方面。病理学诊断最具有直观性和客观性，是当今公认的权威性诊断，因而能为临床确诊提供可靠的依据。

三、病理学的研究方法

（一）尸体剖检

尸体剖检简称尸检，是对死亡者的遗体进行病理解剖检查。用肉眼和显微镜检查全身各器官、组织的病理变化，结合临床资料，做出全面的疾病诊断及死因分析。其作用在于：①确定诊断，查明死因。协助临床医师总结诊疗经验，有利于提高诊疗水平。②应用于医疗事故鉴定，以明确责任。③及时发现和确诊某些新发生的疾病、传染病、地方病、流行病等，为采取相关防治措施提供依据。④积累严重危害人类健康和生命疾病的病理资料，以便深入研究。⑤收集各种疾病的典型标本，为教学服务。

（二）活体组织检查

活体组织检查简称活检，即对局部切取、钳取、穿刺、搔刮及摘除等手术方法，从病人病变部位取下组织进行病理检查，确立诊断。它是目前临床广泛采用的检查方法，可为临床诊断提供可靠依据，特别是对肿瘤良、恶性的鉴别具有十分重要的意义。

（三）脱落细胞学检查

对黏膜表面脱落、刮取下来的或细针吸取采集病变处的细胞，涂片染色后进行诊断。临床比较常用的有阴道涂片或子宫颈刮片诊断早期宫颈癌，痰涂片诊断肺癌，胸腔积液、腹腔积液涂片诊断转移性肿瘤等。细胞学检查除用于病人外，还可用于健康普查。此法设备简单、操作简便，病人痛苦少而易于被接受。因此，脱落细胞学检查对早期发现肿瘤具有重要价值。

（四）动物实验

通过在适宜动物身上复制某些人类疾病的模型，研究疾病发生的原因以及患病机体的病理变化。动物实验可以弥补人体试验的局限，并可与人体疾病进行对照研究。但是，动物与人之间存在本质的差异，不能将动物实验结果不加以分析套用于人体，仅可作为研究人体疾病的参考。

（五）组织培养与细胞培养

通过对离体组织、细胞用适宜的培养基在体外培养,观察其形态结构和功能代谢变化,如肿瘤的生长、细胞的癌变、肿瘤的诱导分化及病毒的复制等。这种研究方法的针对性强、条件易于控制、周期短,因而广泛应用于病理学的研究领域。

四、病理学的学习方法

学习病理学应当注意理论与实践相结合,用动态的观点认识疾病,掌握疾病的特殊与一般、局部与整体、微观与宏观、结构与功能之间的辩证关系。

1. 用发展的观点认识疾病　任何疾病及其病理变化,在发生和发展过程中的各个阶段,都有不同的表现。在病理标本上所见到的病变,只是疾病某一阶段的病变,并非它的全貌。因此,在观察病理变化时,要运用运动、发展的观点认识疾病。

2. 正确认识形态、功能与代谢三者之间的关系　疾病过程中,机体必然发生形态、功能和代谢三个方面的改变。代谢改变是功能和形态改变的基础,功能改变往往又可导致形态改变,形态改变必然影响功能和代谢改变。

3. 正确认识局部与整体的关系　人体是一个完整的统一体,全身各个系统和器官通过神经－体液调节互相联系。所以局部的病变必然影响全身,而全身性的疾病又可突出表现于局部。

4. 树立新的医学观　认识疾病本质要树立生物－心理－社会医学模式的新医学观。目前,人类疾病谱发生了明显的变化,与社会、心理、生活方式密切相关的慢性非传染性疾病已成为危害人类健康的主要杀手。因此,我们必须运用新的医学观指导病理学的学习,才能更有效地防治疾病,增进人类健康。

本章小结

本章学习重点是病理学的概念;病理学的研究方法。学习难点也是病理学的研究方法。在学习过程中注意病理学的根本任务是阐明疾病的本质,从而为诊断和防治疾病提供理论基础。注意病理学在医学领域中的重要地位,尤其是病理学研究方法中活体组织检查,是临床诊断中最常用、最可靠的诊断依据,特别是对肿瘤良恶性鉴别具有十分重要的意义。

（丁学芳）

❓ 思考与练习

1. 病理学的研究方法及在临床医学中的应用有哪些?
2. 病理学在医学中的地位及学习方法有哪些?

第一章 | 疾病概论

01章 数字资源

学习目标

1. 掌握健康、疾病和亚健康的概念；脑死亡的概念。
2. 熟悉疾病发展过程中的共同规律；疾病的经过和转归。
3. 了解疾病发生的常见原因及其致病特点。
4. 学会认识疾病本质，要树立生物－心理－社会医学模式的新医学观，增强健康管理意识和能力。
5. 具有良好的身体素质、心理素质和较好的社会适应能力，能适应基层医疗卫生工作的实际需要，在学习和实践中培养良好的敬业精神和职业道德。

第一节　健康、疾病和亚健康状态的概念

 导入案例

　　张某，女，36 岁，某公司部门经理。主诉因长期工作压力大，近半年常感觉精力不够、注意力不集中、记忆力下降、疲乏、失眠、反应迟钝、情绪低落、焦躁不安等症状，来院就诊。经体检，未发现异常。

　　请思考：

　　该病人的身体状况健康吗？属于什么状态？为什么？

一、健康的概念

随着社会与经济的发展,现代医学从生物医学的模式转向生物－心理－社会医学模式。世界卫生组织(World Health Organization,WHO)关于健康(health)的概念是:"健康不仅仅是没有疾病或病痛,而且是一种身体上、心理上和社会上的完好状态。"健康的含义是多层次的,一个健康的人应该是体格健全,心理和精神健康,社会行为正常。

二、疾病的概念

疾病(disease)是指机体在一定病因的作用下,因自稳调节紊乱而发生的异常生命活动过程。体内发生损伤与抗损伤反应,机体组织、细胞发生形态结构、功能和代谢的病理变化,并出现许多临床表现和社会行为的异常,包括症状、体征、综合征。

病理过程是指存在于不同疾病中有规律的功能、代谢和形态结构的异常变化,如发热、炎症、休克、心力衰竭等都是病理过程。相同的病理过程可以发生在不同的疾病中;相反,一种疾病可同时出现几种不同的病理过程,如炎症可以发生在肺炎、肝炎、阑尾炎、结核病等不同疾病中,而患大叶性肺炎时可出现炎症、发热、缺氧甚至休克等病理过程。

三、亚健康状态

亚健康(subhealth)状态是指介于健康和疾病之间的生理功能低下的状态,机体处于非病、非健康并有可能趋向于疾病的状态,是近年来医学界提出的新概念,又称"机体第三状态"。

亚健康状态可能与工作压力大、不良生活习惯、环境污染等多种因素有关,既可有躯体上的表现,又可有精神心理上的异常。这种状态虽与心理性疾病病人有类似表现,但其严重程度还不能达到此类疾病的标准。

亚健康状态目前缺乏明确的判断标准和针对措施,从加强健康管理角度出发,只能从加强自我保健、增强体育锻炼、提高免疫功能、调节心理活动等方面综合防治,争取亚健康状态向健康状态发展,防止向疾病方向转化。提高对亚健康状态的认识,有助于促进健康和预防疾病。

第二节　疾病发生的原因和条件

一、原　　因

任何疾病的发生都是有原因的。疾病发生的原因是指能够引起某一疾病不可缺少的特异性因素,称为致病因素,简称病因。病因种类繁多,大致可分为以下几类(表1-1)。

表1-1　疾病的原因与致病特点

类　型	举　例	致病特点	疾病举例
生物性因素	各种致病性微生物(如病毒、支原体、立克次体、细菌、螺旋体、真菌等)和寄生虫(如原虫、蠕虫等)	是最常见的致病因子,致病力量的强弱与其入侵机体的数量和侵袭力有关	病毒性肝炎、细菌性痢疾、血吸虫病等
理化因素	机械力、高温、低温、电流、气压的改变,电离辐射;某些无机和有机化学毒物(氰化物、有机磷农药、一氧化碳)、药物(如巴比妥类)	对机体的影响取决于进入机体的量和速度、作用于机体的时间以及机体对该毒物的排泄速度	外伤、烫伤、冻伤、减压病、有机磷农药和一氧化碳中毒等
营养性因素	营养不足(蛋白质、脂肪、糖和微量元素摄入不足)、营养过剩(蛋白质、脂肪、糖摄入过剩)和营养不平衡	对机体的影响与营养不足或过剩的程度及种类有关,也与体质有关	营养不良、软骨病、肥胖、高血压病、冠心病、夜盲症等
遗传性因素	遗传物质的改变,如基因突变、缺失和染色体畸变等	这些因素与机体敏感性、外界某些诱因和遗传物质改变的种类有关	唐氏综合征(先天愚型)、血友病等
先天性因素	损害正在发育胎儿的有害因素,如孕妇患风疹,则风疹病毒可能损害胎儿	对胎儿的影响取决于孕妇,如患病时受孕的周数	先天性心脏病等
免疫性因素	免疫功能低下、过强、缺陷和自身免疫	对机体的影响与年龄、敏感性和免疫反应的强弱有关	变态反应、荨麻疹、支气管哮喘、肿瘤等

类　型	举　例	致病特点	疾病举例
精神性因素	长期的忧虑、悲伤、恐惧等不良情绪和强烈的精神创伤	对机体的影响与个体的性格、生活和工作环境以及作用时间长短有关	高血压病、神经衰弱和抑郁症等
社会性因素	竞争、就业、工作压力、环境污染等	受其影响,机体会出现功能紊乱,严重者会产生疾病	高血压病、精神病、冠心病和胃溃疡等

二、条　件

　　疾病发生的条件是指影响疾病发生、发展的因素。致病条件本身不能引起疾病,但可以促进或抑制病因对机体的作用。临床上把能促进疾病发生发展的因素又称为诱因。原因和条件是相对的,同一因素可以是某一疾病发生的原因,也可以是另一疾病发生的条件。例如,寒冷是冻伤的原因,也可以是感冒、肺炎的条件。

第三节　疾病发展过程中的共同规律

一、自稳态调节功能紊乱

　　正常机体在不断变化的内外环境中,通过神经－体液的调节,使各系统器官的功能和代谢维持在正常范围内,保持内环境的相对稳定,称为自稳调节下的自稳态。疾病时,由于致病因素对机体的损伤作用,使机体的自稳态调节功能紊乱,引起相应功能和代谢的改变,结果导致严重的生命活动障碍。例如,某些病因所致的胰岛素绝对或相对不足以及靶细胞对胰岛素的敏感性降低,可引起糖尿病的发生。出现糖代谢紊乱后,如进一步发展又可导致脂肪和蛋白质代谢紊乱以及动脉粥样硬化症等。

二、损伤与抗损伤反应

　　致病因素作用于机体引起机体损伤的同时,机体则调动各种防御、代偿功能来对抗致病因素所引起的损伤。在疾病过程中,损伤与抗损伤是推动疾病的基本动力,两者的斗争贯穿于疾病的始终,并决定着疾病的发展方向和转归。当损伤占优势时,则疾病向恶化的方向发展,甚至死亡;反之,当抗损伤占优势时,疾病则好转,趋向痊愈。

三、因果转化规律

因果转化是指在疾病发生发展的过程中原因与结果的相互转化、互为因果,形成一个链式发展的疾病过程,即上一个变化过程的结果转化为下一个变化过程的原因,引起新的结果,依此类推。例如:外伤性大失血引起血容量减少,血压下降,使静脉回心血量和心排血量进一步减少,导致器官功能障碍。如此交替,可推动疾病过程的不断发展,使病情形成恶性循环。医务人员应注意恶性循环的发生和发展,阻断恶性循环,防止病情恶化,同时建立良性循环,使病情向有利于健康的方向发展。

四、局部与整体

机体在神经－体液的调控下,使全身各部保持着密切的关系。在疾病发生发展过程中局部与整体相互影响和制约。局部的病变可以通过神经－体液途径影响整体,而机体的全身功能状态也可以通过这些途径影响局部病变的发展。以局部病变为例,比如局部病变疖可引起局部的充血、水肿等炎症反应,但严重时局部病变可通过神经－体液途径影响全身,引起白细胞升高、发热、寒战等全身表现。

第四节　疾病的经过与转归

疾病的发生发展过程可分为以下四个阶段:

一、潜　伏　期

潜伏期是指从致病因素作用于机体到出现最初症状前的阶段。潜伏期的特点是无临床症状。不同疾病的潜伏期长短不一,有些疾病无潜伏期,如创伤、烧伤等。正确认识疾病的潜伏期,对早期预防、隔离、治疗传染性疾病有重要的意义。

二、前　驱　期

前驱期是指从最初症状出现到典型症状出现前的阶段。此期的特点是出现一些非特异性症状,如全身不适、食欲缺乏、发热、头痛等,是提醒病人及时就医的信号,以便早期诊断和治疗。

三、症状明显期

症状明显期是指出现该疾病特征性临床表现的一段时间。此期的特殊症状和体征是诊断疾病的重要依据。

四、转 归 期

转归期是指疾病的最后阶段,包括康复和死亡。

1. 康复 ①完全康复:是指病人的症状和体征完全消失,被损伤的组织器官形态结构、功能和代谢完全恢复正常。②不完全康复:是指疾病的主要症状和体征消失,但受损伤的组织或器官形态结构、功能和代谢并未完全恢复正常,往往留下后遗症,如风湿病遗留的心脏瓣膜病变。

2. 死亡 死亡是指人体生命活动的终止,可分生理性死亡和病理性死亡。生理性死亡是因各器官老化而发生的生命的自然终止,病理性死亡是因疾病而造成的生命的终结。

传统的死亡包括三个阶段:①濒死期(临终状态),是指死亡之前的垂危阶段。此时脑干以上神经中枢处于深度抑制,主要表现为意识模糊、各种反射迟钝或减弱、呼吸不规则、血压降低等。②临床死亡期,死亡的可逆阶段。主要标志为心跳、呼吸停止。此时延髓以上的神经中枢处于深度的抑制状态,组织、细胞仍有微弱的代谢活动,生命活动并未完全停止。③生物学死亡期,是死亡的不可逆阶段。机体所有活动停止,尸体出现尸冷、尸僵、尸斑,最后尸体腐败。其中心跳、呼吸的永久性停止是死亡的标志。

脑死亡(brain death)即全脑功能(包括大脑皮质和脑干)的永久性停止。脑死亡是一个重要的生物学和社会伦理学概念。脑死亡患者无自主呼吸;不可逆性昏迷或对外界的刺激完全失去反应;脑神经反射消失(如瞳孔对光反射、角膜反射、吞咽反射等);瞳孔散大、固定;脑电波消失;脑血液循环完全停止。脑死亡后在一定时间内通过人工措施仍可维持器官组织的暂时存活,这对器官移植具有极其重要的意义。

> **本章小结**
>
> 本章学习重点是健康、亚健康、疾病的概念;疾病发生的原因和条件;疾病的经过与转归;学习难点为疾病发展过程中的共同规律。在学习过程中注意人的一生就是在病因对机体的损伤和机体对病因抗损伤的斗争中度过的。近年来,精神、心理、社会因素所引起的疾病越来越受到人们的重视,我们必须运用新的医学观指导病理学的学习,更有效地防治疾病,增进人类健康。疾病经过的重点阶段是症状明显期。

（丁学芳）

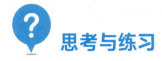
思考与练习

1. 在疾病发展过程中有哪些共同规律？
2. 疾病的发生发展过程分为哪几个阶段？

第二章 | 细胞和组织的适应、损伤与修复

02章 数字资源

学习目标

1. 掌握变性和坏死的概念、病理变化、类型及结局；肉芽组织的概念、形态特点、功能。
2. 熟悉萎缩、肥大、增生、化生的概念；常见变性类型及病变特点；各种组织的再生能力及过程；创伤愈合的过程及类型。
3. 了解萎缩、肥大、增生、化生的类型及对机体的影响；修复、再生的概念；骨折愈合的过程；影响创伤愈合的因素。
4. 学会识别健康的肉芽组织并能帮助病人促进创伤愈合。
5. 具有仁爱精神，能遵守医学伦理，有医者大爱无疆的深刻认识。

　　正常细胞和组织可以在体内、外环境变化的刺激下，做出不同反应性调整。若生理性负荷过多或过少时，或遇到轻度持续的病理性刺激时，细胞、组织和器官可通过形态、功能、代谢的调整，以适应变化。若上述刺激超过了细胞、组织和器官的适应能力，则会出现损伤性变化。细胞的轻度损伤大部分是可逆的，但严重者可导致不可逆性损伤——细胞死亡。正常细胞、适应细胞、可逆性损伤细胞和不可逆性损伤细胞在形态学上是一个连续变化的过程，在一定条件下可以相互转化。细胞损伤进一步引起机体发生各种抗损伤的修复过程。

第一节　细胞和组织的适应

 导入案例

病人,男,68 岁。因头痛头晕入院。2 个月前因车祸导致左侧股骨颈骨折,一直卧床休息。5d 前出现头痛头晕,2d 前加重入院。入院查体:血压 160/110mmHg,脉搏 80 次 /min。左下肢明显变细。B 超提示:左心室心肌肥厚。

请思考:

1. 为什么该病人左下肢明显变细?

2. 为什么该病人出现左心室心肌肥厚?

适应是指细胞、组织、器官能够耐受内、外环境各种有害因子刺激而存活的过程,在形态学上表现为萎缩、肥大、增生和化生(图 2-1)。

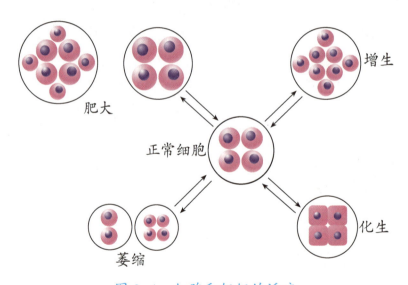

图 2-1　细胞和组织的适应

一、萎　　缩

发育正常的细胞、组织或器官的体积缩小称为萎缩。组织器官发育障碍导致的体积小于正常不属于萎缩的范畴。

(一)原因和分类

萎缩可分为生理性萎缩和病理性萎缩两类。生理性萎缩是指随年龄增长而发生的萎缩,如青春期后胸腺萎缩、更年期后性腺萎缩、老年人的器官萎缩等。病理性萎缩按其原因分为以下类型：

1. 营养不良性萎缩　全身营养不良性萎缩见于长期饥饿、晚期恶性肿瘤、结核病、糖尿病等慢性消耗性疾病；局部营养不良性萎缩，如脑动脉粥样硬化导致脑组织缺乏足够的血液供应引起脑萎缩。

2. 失用性萎缩　指肢体、器官长期工作负荷减少，功能代谢减退而引起，如四肢骨折后因石膏固定而长期不活动导致局部肌肉萎缩。

3. 压迫性萎缩　指组织、器官因长期受到压迫，受压组织和细胞缺血、缺氧而发生的萎缩，如尿路阻塞引起肾盂积水，压迫肾实质发生的萎缩（图2-2）、脑肿瘤压迫脑实质引起的萎缩等。

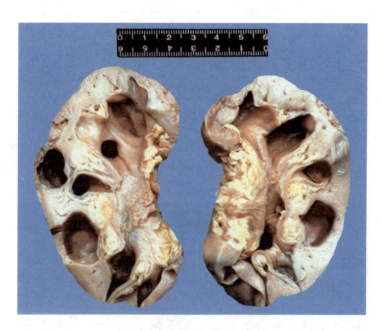

图2-2　肾压迫性萎缩

4. 去神经性萎缩　指运动神经元或轴突损害导致效应器受刺激减少引起的萎缩，如脊髓灰质炎病人因前角运动神经元损害导致所支配的下肢肌肉发生萎缩。

5. 内分泌性萎缩　指由于内分泌腺功能下降引起靶器官细胞的萎缩，如垂体功能低下引起的甲状腺、肾上腺、性腺等器官萎缩。

（二）病理变化

1. 肉眼观察　萎缩的组织、器官体积缩小，重量减轻，颜色变深，包膜皱缩。大脑萎缩时，除上述变化外，可见脑回变窄、脑沟变深。

2. 镜下观察　实质细胞体积缩小或数量减少。在心肌细胞和肝细胞等胞质内可见黄褐色细颗粒状的脂褐素沉积。间质内纤维结缔组织、脂肪组织可增生。

（三）影响和结局

萎缩的组织、器官功能低下。如大脑萎缩时病人记忆力和智力降低；骨萎缩时，负重能力差，易发生骨折。萎缩一般是可逆性病变，去除病因后，轻度病理性萎缩的细胞多可恢复正常。如病因持续存在,持续性萎缩的细胞可发生死亡。

二、肥　大

细胞、组织或器官体积增大称为肥大。肥大通常是实质细胞体积增大的结果,伴细胞数目增多。

(一)原因和分类

从性质上,肥大可分为生理性肥大和病理性肥大两种;从原因上,可将肥大分为代偿性肥大和内分泌性肥大。因器官、组织负荷过重引起的肥大称为代偿性肥大;因内分泌激素过多作用于效应器引起的肥大称为内分泌性肥大。

1. 生理性肥大

(1)代偿性肥大:如运动员四肢肌肉的肥大。

(2)内分泌性肥大:如妊娠期的子宫肥大等。

2. 病理性肥大　根据原因不同,又可分为代偿性肥大和内分泌性肥大。

(1)代偿性肥大:由于器官和组织的工作负荷增加而引起,具有功能代偿意义。如高血压引起的左心室心肌肥大(图2-3);一侧肾脏切除后,对侧肾脏的代偿性肥大。

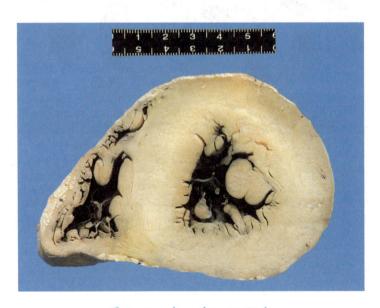

图 2-3　左心室心肌肥大

(2)内分泌性肥大:由于内分泌激素增多使效应器官肥大,如肝硬化男性病人的乳腺肥大;垂体腺瘤引起的肢端肥大;甲状腺功能亢进时,甲状腺滤泡上皮细胞肥大等。

(二)影响及结局

肥大的细胞、组织或器官功能增强,往往具有代偿意义。若原因及时去除,肥大的细胞可恢复正常;若超过代偿限度,则发生失代偿,如心肌过度肥大可引发心力衰竭。

三、增　　生

组织或器官内细胞数目增多称为增生,常伴有组织或器官的体积增大。

（一）原因和分类

根据性质不同可将增生分为生理性增生和病理性增生两类。

1. 生理性增生

（1）代偿性增生：如部分肝脏切除后残留肝细胞的增生。

（2）内分泌性增生：如女性青春期乳腺增生以及育龄期妇女子宫内膜增生等。

2. 病理性增生

（1）代偿性增生：伴随代偿性肥大而出现的细胞增生,如肾单位代偿性肥大时,肾小管上皮增生、数量增多。

（2）内分泌性增生：如缺碘引起甲状腺增生、雌激素过多引起子宫内膜腺体增生等。

（3）再生性增生：多发生在炎症和修复过程,常见于慢性炎症时发生的增生,如鼻和肠的炎性息肉、创伤愈合过程中组织的修复。

（二）影响及结局

增生是细胞有丝分裂增强的结果。细胞的增生受到机体的调控,原因去除,增生停止；如细胞增生过度,失去控制,则可能演变为肿瘤性增生。

四、化　　生

一种分化成熟的细胞转化为另一种分化成熟的细胞的过程称为化生。化生只见于再生能力较强的细胞和组织。化生只能在同源性细胞间进行,如上皮细胞之间常见的柱状上皮化生为鳞状上皮、间叶细胞之间常见的成纤维细胞化生为骨细胞等。

（一）常见类型

1. 鳞状上皮化生　如支气管柱状上皮由于慢性炎症刺激化生为鳞状上皮（图 2-4）、慢性子宫颈炎时子宫颈管的柱状上皮化生为鳞状上皮。

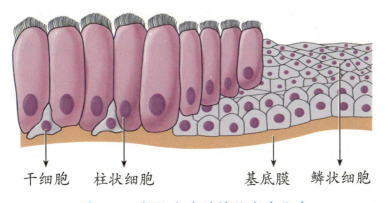

干细胞　　柱状细胞　　　　　　基底膜　鳞状细胞

图 2-4　柱状上皮的鳞状上皮化生

2. 肠上皮化生　如慢性萎缩性胃炎部分胃黏膜上皮转变为肠黏膜上皮。

3. 结缔组织化生　由成纤维细胞转变为骨或软骨,如骨骼肌损伤后在肌组织内形成骨组织。

（二）结局及意义

化生是机体对不利环境和局部损伤因素的一种适应性反应,可增强局部组织的抵抗力,对组织具有一定的保护作用。但发生化生的组织丧失原有的功能,如支气管黏膜上皮发生鳞状上皮化生后,丧失了纤毛,导致自净功能下降,反而削弱了抗感染能力。若引起化生的因素持续存在,则可引起细胞癌变,如慢性萎缩性胃炎时发生肠上皮化生,后者与胃腺癌的发生有一定关系。

第二节　细胞和组织的损伤

 导入案例

病人,男,65岁。患高血压二十多年,半年前开始双下肢发凉、发麻,走路时常出现阵发性疼痛,休息后缓解。近1个月右足剧痛,感觉逐渐消失,足趾发黑逐渐坏死,左下肢逐渐变细。3d前生气后突然昏迷、失语,右侧肢体瘫痪。1d前突发呼吸心跳停止抢救无效死亡。

尸检摘要:老年男尸,心脏明显增大,左心室壁明显增厚,心腔扩张;主动脉、下肢动脉及冠状动脉等内膜不光滑,有散在大小不等黄白色斑块;右胫前动脉及足背动脉管壁不规则增厚,有一处管腔阻塞,右足趾变黑;左大脑内囊有大片状出血。

请思考:

1. 该死者心脏、右足趾有哪些病变?

2. 右足趾发黑的原因是什么?

当机体内、外环境的变化超出了细胞和组织的适应能力时,细胞和细胞间质发生一系列形态结构、功能代谢方面的异常变化,称为损伤(injury)。根据损伤程度的不同,可分为可逆性损伤和不可逆性损伤。

一、可逆性损伤

可逆性损伤(reversible injury)也称变性,指由于物质代谢障碍,细胞或细胞间质内出现异常物质,或原有正常物质的数量异常增多的现象。

（一）细胞水肿

细胞水肿又称水变性,指细胞内水、钠过多聚集。细胞水肿是细胞损伤最早出现的改变,常发生在肾、肝、心等器官的实质细胞。

1. 原因和机制   在缺氧、感染、中毒等有害因素作用下,细胞内线粒体受损,ATP 生成减少,细胞膜 Na^+-K^+ 泵功能障碍,细胞膜通透性增高,导致细胞内水、钠潴留,引起细胞水肿。

2. 病理变化

（1）肉眼观察:病变器官体积增大,重量增加,包膜紧张,颜色变淡,混浊无光泽,切面隆起,边缘外翻。

（2）镜下观察:早期病变细胞体积增大,胞质疏松、淡染,胞质内出现许多细小淡红色颗粒状物质,故称为颗粒变性;若水、钠进一步增多,可致细胞膨胀变圆如同吹胀的气球,称气球样变,常见于病毒性肝炎(图2-5)。

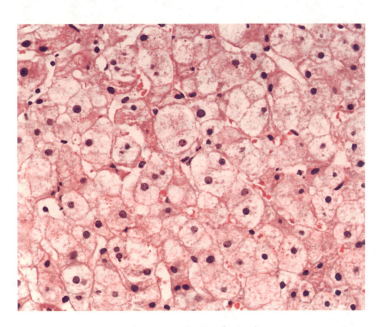

图 2-5   肝细胞水肿

3. 结局   细胞水肿通常为细胞较轻的损伤,原因去除可恢复正常。较严重的细胞水肿可使细胞功能减弱,甚至发生坏死。

（二）脂肪变性

脂肪变性指甘油三酯蓄积于非脂肪细胞的细胞质内,最常发生于肝,其次为心、肾等器官的实质细胞。

1. 原因和机制   缺氧、中毒、肥胖、酗酒、严重感染、营养不良等因素干扰或破坏了细胞的脂肪代谢而引起脂肪变性。其中,肝细胞脂肪变性的机制包括:①肝细胞内脂肪酸增多,如高脂饮食、营养不良等。②甘油三酯合成过多,如大量饮酒等。③脂蛋白、载脂蛋白减少,如缺氧、中毒、营养不良等。

2. 病理变化

（1）肉眼观察：脂肪变性的器官体积增大，颜色淡黄，包膜紧张，边缘圆钝，触之有油腻感。

（2）镜下观察：脂肪变性的细胞质中出现类圆形空泡（因为石蜡切片中，脂肪被制片时的有机溶剂溶解所致），严重脂肪变性的肝细胞其核被挤向细胞的一侧（图2-6）。冷冻切片中，可应用苏丹Ⅲ染色法将脂肪染成为橘红色。

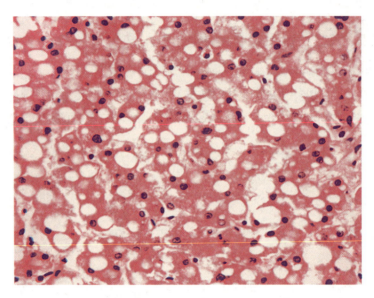

图 2-6　肝细胞脂肪变性

正常情况下心肌含有少量脂滴。当慢性酒精中毒、严重贫血或缺氧时，可引起心肌脂肪变性，左心室心内膜下和乳头肌处病变明显。脂肪变性的心肌呈黄色，与正常的暗红色心肌相间排列，形成红黄相间的斑纹，形似虎皮，称为"虎斑心"。

3. 结局　轻、中度脂肪变性，病因去除后可恢复正常。严重的脂肪变性可引起器官功能障碍，如严重的肝脂肪变性可导致肝细胞坏死、纤维组织增生，可进展为肝硬化。

 知识拓展

脂　肪　肝

由于各种原因引起的肝细胞内脂肪堆积过多的病变。正常人的肝内总脂肪量约占肝重的5%。当脂肪量超过5%为轻度脂肪肝，超过10%为中度脂肪肝，超过25%为重度脂肪肝。肥胖、过量饮酒、糖尿病是脂肪肝的三大主要病因。肝脂肪变轻者，由于肝脏有很强的代偿能力，一般不出现肝功障碍。但长期肝脂肪变可引起肝纤维组织增生，甚至肝硬化。严重弥漫性肝脂肪变亦可引起肝功障碍，脂肪肝治愈的关键在于早发现、早治疗。

（三）玻璃样变性

玻璃样变性又称透明变性,指细胞或细胞间质内出现蛋白质蓄积,HE染色呈均匀、红染的半透明改变。玻璃样变性出现在不同性质的疾病中,但有着相似的形态学改变。

1. 细胞内玻璃样变性　细胞内出现大小不等、圆形、均质红染的蛋白质蓄积。如慢性肾小球肾炎,由于大量血浆蛋白滤出到肾小管腔中,被其上皮细胞吞饮后在胞质中融合成玻璃样小滴。酒精性肝病时,肝细胞质内出现红染的Mallory小体。

2. 细动脉壁玻璃样变性　又称细动脉硬化,多见于缓进型高血压或糖尿病病人的肾、脾、脑、视网膜等的细动脉。由于细动脉持续痉挛,使血管内膜通透性增大,血浆蛋白渗入管壁并凝固成均匀的半透明物质(图2-7)。病变使血管壁增厚、变硬,管腔狭窄甚至闭塞,导致血压持续升高、血管破裂、组织器官缺血等严重后果。

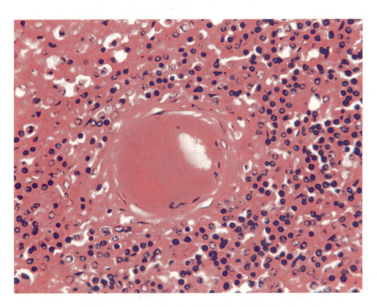

图2-7　脾中央动脉玻璃样变性

3. 结缔组织玻璃样变性　是胶原纤维老化的表现,既可见于生理状态下萎缩的子宫、乳腺间质,又可见于病理状态下的瘢痕组织、动脉粥样硬化的纤维斑块及纤维化的肾小球等病变。肉眼观察,呈灰白色、半透明,质地坚韧。镜下观察,纤维细胞明显减少,病变处胶原纤维增粗、融合成梁状或片状的均质玻璃样物。

二、不可逆性损伤

当细胞严重损伤,导致代谢停止、结构破坏、功能障碍等不可逆性损伤(irreversible injury),即细胞死亡(cell death)。细胞死亡包括坏死和凋亡两种表现形式。

（一）坏死

活体内局部组织、细胞的死亡称为坏死(necrosis)。坏死是细胞病理性死亡的主要形式,大多由可逆性损伤发展而来。

1. 坏死的基本病理变化

（1）肉眼观察：坏死范围较小或早期坏死组织,常不易辨别。坏死范围较大或坏死若干小时后表现为外观混浊无光泽；失去正常的组织弹性；局部无血液供应,温度降低；丧失正常感觉及运动功能。临床上将这种失去活力的组织称为失活组织。

（2）镜下观察：细胞核的变化是细胞坏死的主要形态学标志。①核固缩：由于水分脱失使细胞核缩小,染色质凝集、深染。②核碎裂：核膜破裂,核染色质崩解呈碎片,散布于胞质中。③核溶解：DNA 酶和蛋白酶激活,分解细胞核 DNA 和核蛋白,使细胞核淡染,最后消失（图 2-8）。

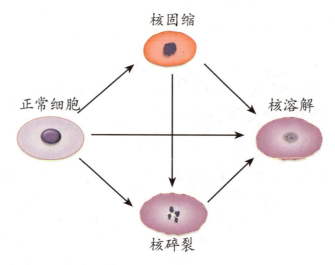

图 2-8　坏死时细胞核的变化

细胞质凝固,嗜酸性染色增强呈深红色,有时可完全溶解消失。间质内胶原纤维肿胀、断裂、崩解,与基质共同被液化。坏死组织最终融合成片状、模糊的无结构物质。

2. 坏死的类型　根据坏死组织的特征及引起坏死的原因、条件不同,将坏死分为四种类型。

（1）凝固性坏死：组织坏死后,细胞内蛋白质变性凝固且溶酶体水解酶能力较弱时,坏死组织呈灰黄或灰白、质地坚实而干燥,与健康组织分界明显,常见于心、肾、脾、肝等实质器官。

结核病时发生的干酪样坏死是一种特殊类型的凝固性坏死。因坏死区呈淡黄色,质地松软,状似干酪,故称干酪样坏死（图 2-9）。

（2）液化性坏死：坏死组织中可凝固的蛋白质少,易分解、液化呈液态或形成边缘不整齐的囊腔。常发生于水分及脂质含量多的脑或脊髓,如脑组织液化性坏死常形成软化灶,故又称为脑软化。化脓性炎症时形成的脓液和急性胰腺炎出现的脂肪坏死也属于液化性坏死。

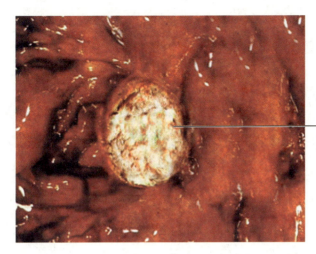

坏死组织微
黄,柔软细
腻,状如干酪

图 2-9　干酪样坏死

（3）坏疽：较大范围组织坏死后,伴不同程度
腐败菌感染,坏死组织出现黑褐色的特殊形态改变
称为坏疽。黑褐色的产生是因为坏死组织蛋白质
分解产生的硫化氢与红细胞破坏后分解释放出的
铁离子结合产生硫化亚铁黑色沉淀所致。

根据致病原因和病变特点不同,坏疽可分为干性
坏疽、湿性坏疽、气性坏疽。①干性坏疽：常发生于四
肢末端,常因动脉阻塞而静脉回流通畅所致,如血栓
闭塞性脉管炎、冻伤等引起的坏疽。坏死灶干燥、皱
缩,呈黑褐色,病变局限,与周围健康组织分界清楚,
病人全身中毒症状较轻（图 2-10）。②湿性坏疽：常
发生于与外界相通的内脏,如肺、肠、子宫等,也可发

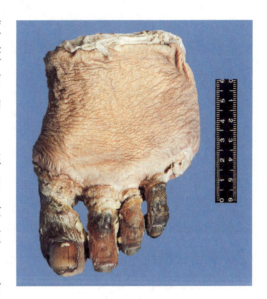

图 2-10　足干性坏疽

生于动脉阻塞而静脉回流受阻的肢体。坏死组织呈污黑色或灰绿色,感染重,与健康组织分
界不清。由于腐败菌分解坏死组织产生吲哚和粪臭素,故引起恶臭。病人全身中毒症状重。
③气性坏疽：常见于深部肌肉的开放性创伤伴厌氧菌感染。坏死组织与周围组织界限不清,
厌氧菌分解坏死组织产生大量气体使其肿胀,呈蜂窝状,按之有捻发感。病人出现严重的中
毒性休克,甚至死亡。三种坏疽的比较见表 2-1。

（4）纤维素样坏死：常发生于结缔组织及小血管壁,是变态反应性疾病（风湿病、新
月体性肾小球肾炎）和急进性高血压的特征性病变。病变区形成颗粒状或细丝状的红染
无结构物质,与纤维素染色性质相似,故称纤维素样坏死。

3. 坏死的结局　组织坏死后成为异急进性高血压物,机体必须通过局部炎症反应将
其清除或隔离后,周围组织才能增生,修补其缺损。

（1）溶解吸收：范围较小的坏死组织,被坏死细胞本身和中性粒细胞释放的各种水
解酶分解、液化,再经血管、淋巴管吸收,不能吸收的碎片由巨噬细胞吞噬消化。

表 2-1　三种坏疽的比较

比较项目	干性坏疽	湿性坏疽	气性坏疽
好发部位	四肢末端	与外界相通的内脏	深部组织开放性创伤
病变基础	动脉阻塞、静脉通畅	动脉阻塞、静脉淤血	伤口深、开放性损伤
原因	坏死＋腐败菌感染	坏死＋腐败菌感染	坏死＋厌氧菌感染
病变特点	干燥、皱缩，灰黑色，边界清楚	湿润、肿胀，污黑或暗绿，边界不清，恶臭	肿胀、蜂窝状，污秽、暗棕色，边界不清，恶臭，按之有捻发感
中毒症状	轻	严重	严重
病变进展	慢	快	快

（2）分离排出：较大范围的坏死，难以完全溶解吸收，周围出现炎症反应，其中中性粒细胞释放蛋白溶解酶将坏死灶边缘溶解，使坏死组织与健康组织分离，并通过各种途径排出。表皮、黏膜的坏死组织排出后，形成浅表的缺损，称为糜烂；较深的缺损，称为溃疡。内脏器官坏死组织经自然管道（如输尿管、支气管）排出体外后，留下的空腔称为空洞。

（3）机化与包裹：坏死组织不能被溶解吸收或分离排出，则由新生的肉芽组织长入并逐步取代的过程，称为机化。较大的坏死组织不易机化时，由新生的肉芽组织将其包绕，使病变局限，称为包裹。机化与包裹的组织最终形成纤维瘢痕。

（4）钙化：陈旧的坏死组织或陈旧的机化组织中有钙盐的沉积，称为钙化。

（二）凋亡

凋亡（apoptosis）是活体内个别细胞程序性死亡的表现形式，是由体内外因素触发细胞内预存的死亡程序而导致的细胞主动性死亡。凋亡多见于生理过程，如胚胎时期的器官发育、生理性退化、衰老和突变细胞的清除等；也可见于病理过程，如肝炎病毒感染后形成的嗜酸性小体。

第三节　细胞和组织的修复

 导入案例

病人，男，27岁，钳工。工作时右前臂下端被机床完全截断。入院后立即施行手术，用接骨板和螺丝钉固定桡骨，缝合骨膜、各肌腱、桡动脉和尺动脉、头静脉和贵要静脉，待动脉血流恢复再依次缝合正中神经、尺神经及尺神经背侧支的神经鞘，最后缝合皮下组织及皮肤。

请思考:

1. 病人断肢哪些组织受损?

2. 各种受损组织中,哪些能完全再生? 哪些不能完全再生?

损伤造成机体部分细胞和组织丧失后,机体对所形成的缺损进行修补恢复的过程称为修复。修复主要是通过周围健康的细胞再生和 / 或纤维组织的增生来实现的,是机体的一种防御功能。

一、再 生

组织细胞损伤后,由周围健康的同种细胞分裂、增生完成修补、恢复的过程称为再生。

(一)再生的类型

1. 生理性再生　生理过程中,某些细胞不断老化、消耗,由新生的同种细胞不断增生代替更新,以保持原有的结构和功能,如表皮基底细胞的再生、月经期子宫内膜基底层细胞的再生等。

2. 病理性再生　病理状态下组织、细胞缺损后发生的再生,分为完全性再生和不完全性再生。完全性再生是指受损的组织、细胞完全恢复原有的结构和功能,常发生于损伤范围小、再生能力强的组织。不完全再生指缺损的组织不能完全恢复原有的结构和功能,而由肉芽组织代替,最后形成瘢痕,常发生于损伤严重、再生能力弱或缺乏再生能力的组织。

(二)各种组织的再生能力

人体各种细胞、组织再生能力是不同的。一般而言,幼稚组织比高分化组织再生能力强;平常易受损伤的组织及生理状态下经常更新的组织再生能力强。按再生能力的强弱将人体细胞分为以下三类:

1. 不稳定细胞　这类细胞在生理状态下就不断分裂、增生,以替代衰亡或被破坏的细胞,其再生能力很强,损伤后一般可完全再生。如表皮细胞,呼吸道、消化道、泌尿生殖道的黏膜上皮细胞,淋巴及造血细胞等。

2. 稳定细胞　生理情况下细胞增殖不明显,只有当受到损伤时,才表现出较强的潜在的再生能力。如肝、胰、内分泌腺的实质细胞,以及肾小管上皮细胞、成纤维细胞、血管内皮细胞、骨膜细胞、骨细胞等。软骨细胞、平滑肌细胞亦属于稳定细胞,但再生能力弱。

3. 永久性细胞　这类细胞再生能力缺乏或非常微弱,一旦被破坏将永久缺失,如神经细胞、骨骼肌细胞及心肌细胞。

(三)各种组织的再生过程

1. 上皮组织的再生　鳞状上皮缺损后,由创缘或底部基底层细胞分裂增生先形成单层上皮,再增生分化成鳞状上皮。黏膜的柱状上皮缺损后由邻近的基底部细胞分裂增生覆盖。腺上皮损伤后,如果基底膜完整,可由残存的细胞完全再生修复;如腺体结构被完全破坏,则难以再生。

2. 纤维组织的再生　在损伤的刺激下,病变处静止状态的纤维细胞和原始间叶细胞分化为成纤维细胞,成纤维细胞再进行分裂、增生,并形成胶原纤维,以后细胞逐渐成熟转变为纤维细胞。

3. 血管的再生　血管再生的基础是血管内皮细胞的分裂、增生。

(1)毛细血管的再生:以生芽的方式来完成。先由内皮细胞分裂增生形成实心的幼芽,幼芽处的细胞不断增生、延长形成一条实心的细胞索,细胞索在血流的冲击下逐渐出现管腔,形成新生的毛细血管,以后彼此吻合构成毛细血管网。为适应功能的需要,有的毛细血管管壁逐渐增厚发展为小动脉、小静脉(图2-11)。

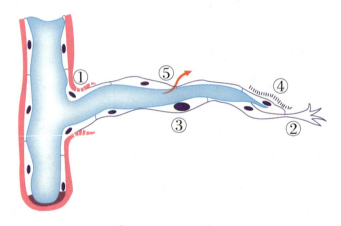

①基底膜溶解;②细胞移动和趋化;③细胞增生;④细胞管腔形成、成熟及生长抑制;⑤细胞间通透性增加。

图2-11　毛细血管再生模式图

(2)大血管的再生:较大血管断裂后通常需要手术吻合。吻合处两端的内皮细胞分裂增生,互相连接,重新恢复原来的内膜结构。血管的肌层则由结缔组织增生连接,形成瘢痕修复。

4. 神经组织的再生　脑和脊髓的神经细胞破坏后不能再生,由神经胶质细胞及其纤维修复,形成胶质瘢痕。外周神经受损时,如与之相连的神经细胞依然存活,则可完全再生。

二、纤维性修复

组织、细胞丧失后,机体通过肉芽组织增生对缺损组织进行修补恢复,最终肉芽组织转变为瘢痕组织来完成修复的过程,称为纤维性修复(fibrous repair),也称为瘢痕性修复。

(一)肉芽组织

肉芽组织(granulation tissue)是由新生的毛细血管和增生的成纤维细胞组成,并伴有炎症细胞浸润的幼稚的结缔组织。

1. 肉芽组织的形态

（1）肉眼观察：生长良好的肉芽组织呈鲜红色，颗粒状，柔软湿润，触之易出血，无痛感，形似鲜嫩的肉芽。

（2）镜下观察：新生的毛细血管垂直于创面，并在表面互相吻合形成弓形血管袢，即为肉眼看到的颗粒状结构。增生的成纤维细胞、炎症细胞分布于新生的毛细血管之间。炎症细胞主要为巨噬细胞，也有数量不等的中性粒细胞及淋巴细胞（图2-12）。

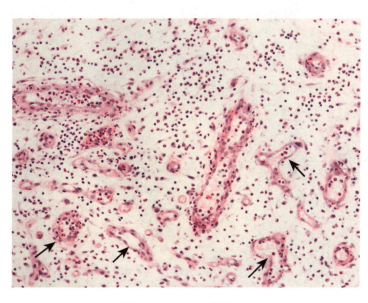

图 2-12　肉芽组织

2. 肉芽组织的功能　肉芽组织在组织损伤修复过程中起着重要的作用：①抗感染、保护创面。②填补伤口及其他组织缺损。③机化或包裹坏死组织、血栓、炎性渗出物及其他异物。

3. 肉芽组织的结局　随着修复的发展，肉芽组织中的毛细血管逐渐闭塞，数目减少；成纤维细胞产生胶原纤维并逐渐变为纤维细胞；炎症细胞逐渐消失。最终肉芽组织变成灰白色、质地坚实、缺乏弹性的瘢痕组织。瘢痕组织可收缩、发生玻璃样变性，严重时影响器官的结构和运动功能。

（二）瘢痕组织

瘢痕组织指肉芽组织经改建、成熟形成的纤维结缔组织。

1. 瘢痕组织的形态　局部呈收缩状态，颜色苍白或灰白半透明，质硬韧并缺乏弹性。

2. 瘢痕组织的作用及对机体的影响　对机体有利的一面：①能填补并连接伤口及其他组织缺损，可使组织器官保持完整性。②由于瘢痕组织含大量胶原纤维，可使组织器官保持其坚固性。对机体不利的一面：①瘢痕收缩、粘连。发生于关节附近和重要器官的瘢痕，常常引起关节挛缩或活动受限，如十二指肠溃疡瘢痕可引起幽门梗阻。在器官之间或器官与体腔壁之间发生的纤维性粘连，常常不同程度地影响其功能。②瘢痕组织增生过度，形成瘢痕疙瘩。

三、创 伤 愈 合

机体遭受外力作用,皮肤等组织出现离断或缺损后的修复过程称为创伤愈合(wound healing)。

(一)皮肤创伤愈合

皮肤表皮层的创伤,可通过上皮再生愈合;皮肤及皮下组织的创伤,则需上皮的再生和肉芽组织的增生来修复。根据组织损伤程度及有无感染,可将创伤愈合分为一期愈合、二期愈合和痂下愈合。

1. 一期愈合 见于组织缺损少、创缘整齐、无感染、经黏合或缝合后创面对合严密的伤口,如无菌手术切口。这种伤口仅有少量血凝块,炎症反应轻微,少量肉芽组织增生,故愈合时间短,形成瘢痕小(图2-13)。

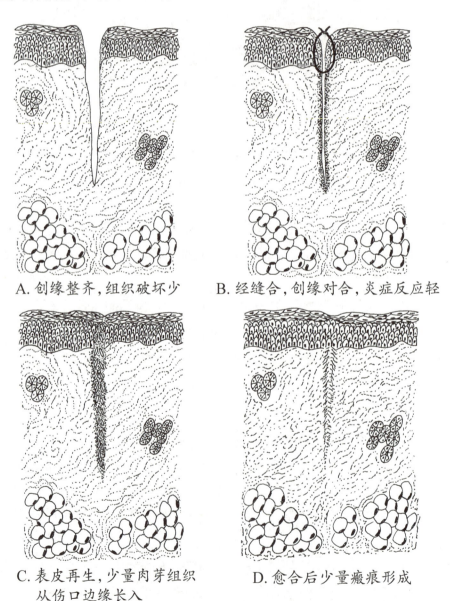

A. 创缘整齐,组织破坏少

B. 经缝合,创缘对合,炎症反应轻

C. 表皮再生,少量肉芽组织
　　从伤口边缘长入

D. 愈合后少量瘢痕形成

图 2-13 皮肤创伤一期愈合模式图

2. 二期愈合　见于组织缺损较大、创缘不整、无法整齐对合或伴有感染的伤口。由于坏死组织多或感染,炎症反应明显,需控制感染、清除坏死组织后,由大量肉芽组织填补进行修复,故愈合时间长,形成瘢痕大(图2-14)。

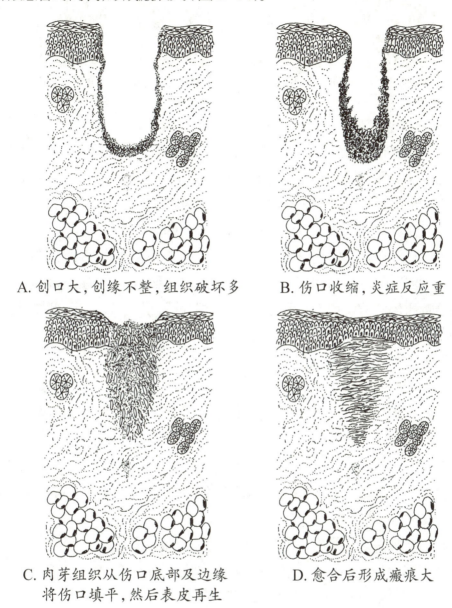

A. 创口大,创缘不整,组织破坏多　　B. 伤口收缩,炎症反应重

C. 肉芽组织从伤口底部及边缘
将伤口填平,然后表皮再生　　D. 愈合后形成瘢痕大

图2-14　皮肤创伤二期愈合模式图

3. 痂下愈合　见于浅表皮肤的擦伤,伤口内的血液、渗出物及坏死组织凝固后形成黑褐色硬痂,在痂下完成愈合,最后痂皮脱落,上皮再生结束。

(二)骨折愈合

骨折愈合(fracture healing)是通过骨膜细胞再生来完成修复的过程。骨的再生能力很强,当骨折后,经过良好的复位和固定,可完全恢复正常的结构和功能。骨折愈合的过程分为以下四个阶段(图2-15):

1. 血肿形成　骨折的两端及周围血管破裂,伴有大量出血,形成血肿,数小时后血肿凝固。同时,局部组织常伴有轻度的炎症反应。

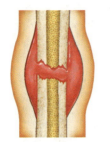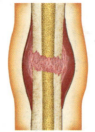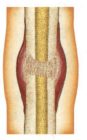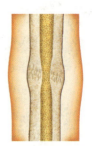

血肿形成　　纤维性骨痂形成　　骨性骨痂形成　　骨痂改建

图 2-15　骨折愈合模式图

2. 纤维性骨痂形成　骨折后 2~3 天,血肿开始被肉芽组织取代,继而发生纤维化形成纤维性骨痂,或称暂时性骨痂,X 线检查可见骨折局部呈梭形肿胀。此过程需 2~3 周。

3. 骨性骨痂形成　纤维性骨痂内的成纤维细胞逐渐分化出骨母细胞,并形成类骨组织,随着钙盐的沉积,类骨组织转变为编织骨,使骨折的两端牢固地结合,并具有承重的能力,但此期骨小梁排列紊乱,结构疏松,仍不能达到正常功能需要。此过程需 2~3 个月。

4. 骨痂改建或再塑　编织骨为了适应骨活动时所受的应力,在破骨细胞的骨质吸收和骨母细胞新骨质形成的协调作用下,进一步改建为成熟的板层骨,重新恢复骨小梁正常的排列结构,以及皮质骨与髓腔的正常关系。此过程需数月至数年。

（三）影响创伤愈合的因素

1. 全身因素

（1）年龄:儿童和青少年的组织再生能力强,愈合较成人快。老年人由于组织再生能力差、血管硬化、血供不足等原因,愈合时间最长。

（2）营养:蛋白质、维生素、必需微量元素等缺乏均可影响创伤愈合。如严重的蛋白质缺乏,肉芽组织形成减少及胶原纤维形成不良,使组织再生缓慢。维生素 C 缺乏时胶原纤维的形成受影响,伤口愈合延缓。

（3）药物:肾上腺皮质激素和促肾上腺皮质激素均可抑制炎症反应而不利于清除伤口感染和肉芽组织生长;抗癌药中的细胞毒类药物也可延缓伤口愈合。

（4）某些疾病:糖尿病、尿毒症、肝硬化等均可影响愈合过程。

2. 局部因素

（1）局部血液供应:局部动脉血液供应良好时再生修复好,从而促进愈合。相反,局部血液循环不良时(如静脉曲张、动脉粥样硬化、伤口包扎过紧等),则使伤口愈合延缓。

（2）感染和异物:伤口内有感染时,细菌产生的毒素和酶能进一步引起组织坏死,加重损伤。异物和坏死组织对局部有刺激作用,引起炎症反应妨碍修复。故施行外科清创术时应清除坏死组织和异物,促进创伤愈合。

（3）神经支配:完整的神经支配对组织再生有一定的作用。所以要对有神经损伤的伤口进行缝合处理,以保护神经,促进神经纤维再生。清创时也应注意勿伤及神经。

（4）电离辐射:可破坏细胞、损伤血管,抑制组织的再生,延缓伤口的愈合。

本章小结　本章学习重点是坏死及肉芽组织的概念。学习难点为细胞坏死时细胞核的改变；常见的坏死类型及好发部位；纤维性修复时肉芽组织的形态结构和功能。在学习过程中还应注意四种适应性反应及三种可逆性损伤的病理变化；干酪样坏死是一种特殊的凝固型坏死；坏死组织的不同结局。损伤修复的方式包括再生和纤维性修复。按再生能力强弱将人体细胞分为三类，其中再生能力最强的是不稳定细胞，具有潜在再生能力的是稳定细胞，缺乏再生能力的是永久性细胞。创伤愈合的三类种类型及影响创伤愈合的因素。

（周　璐）

？ 思考与练习

1. 说出病理性萎缩的类型有哪些？各举一例说明。
2. 坏死有哪些类型？分别好发于哪些部位？
3. 肉芽组织有哪些结构特点及功能？
4. 一期愈合与二期愈合有哪些区别？
5. 影响创伤愈合的因素有哪些？

第三章 | 局部血液循环障碍

03章
03 章 数字资源

学习目标

1. 掌握淤血的概念、病理变化及后果；血栓形成的概念、条件及转归；栓塞的概念及栓子的运行途径；梗死的概念、类型及病变特点。
2. 熟悉肺、肝慢性淤血的病变特点；栓塞的类型及后果；梗死的原因及对机体的影响。
3. 了解动脉性充血的概念、病理变化；血栓形成的过程、类型。
4. 学会用因果互换发病规律解释临床上局部血液循环障碍引起的常见问题和注意事项。
5. 具有善于思考、前后联系的思维方式和严谨认真的工作态度。

正常血液循环可为组织运送氧和营养物质，同时带走组织中的二氧化碳和其他代谢产物，是维持机体内环境稳定和各器官新陈代谢正常进行的基本条件。一旦发生血液循环障碍，且超过神经－体液调节的限度时，就会引起相应组织器官的功能、代谢以及形态结构的改变，严重者甚至导致死亡。血液循环障碍可分为全身性和局部性两种，它们既有区别又有联系。全身血液循环障碍是整个心血管系统功能的失调，如心力衰竭、休克等；局部血液循环障碍是发生在局部组织和器官的血液循环障碍，本章主要叙述局部血液循环障碍。

局部血液循环障碍表现为以下几个方面：①局部组织血管内血液含量的异常，包括充血或缺血。②血管内成分逸出血管，包括水肿和出血。③血液内出现异常物质，包括血栓形成、栓塞，以及由它们引起的梗死。本章着重讲述局部充血、血栓形成、栓塞和梗死。

第一节 充 血

 导入案例

病人,男性,50岁,教师。因双下肢麻木、疼痛伴发热2d入院。病人有风湿病史30余年,因心慌气喘3年,诊断为"风湿性心脏病二尖瓣病变",于4年前行二尖瓣置换术。入院检查:心脏扩大,心尖区舒张期杂音Ⅲ级。临终前气急加重,出冷汗,咳粉红色泡沫状痰,心电图示房颤。随后神志不清,血压下降,出现室颤,经抢救无效而死亡。

请思考:

1. 病人有风湿病30余年,心慌气喘3年,推测此时病人心脏及肺已发生哪些病变?

2. 临终前,病人有气急、咳出粉红色泡沫状痰与上述病变有何关系?

局部组织或器官血管内血液含量的增多,称为充血。根据发生原因的不同,可分为动脉性充血和静脉性充血。

一、动脉性充血

器官或局部组织因动脉输入血量的增多而发生的充血,称为动脉性充血,简称充血(hyperemia)。

(一)原因及类型

各种原因作用于机体使血管舒张神经兴奋性增高或血管收缩神经兴奋性降低,均可引起细动脉扩张,血流加快,导致局部组织或器官充血。常见的充血可分为:

1. 生理性充血 为适应组织、器官生理的需要或者机体代谢增强而发生的充血,称为生理性充血。如进食后的胃肠道充血、运动时的骨骼肌充血及情绪冲动时的面部充血等。

2. 病理性充血 病理性充血是器官或局部组织在病理状态下的充血。

(1)炎症性充血:较为常见的病理性充血,尤其是在炎症早期,由于致炎因子的刺激,通过轴突反射引起局部血管舒张神经兴奋性增高,以及组胺等舒血管活性物质的作用,使局部细动脉扩张,血流加快,这种充血称为炎症性充血。

(2)减压后充血:指局部组织或器官长期受压,当压力突然解除时,该处细小动脉反射性扩张而致充血。如快速抽出胸腔、腹腔积液或摘除腹腔内巨大肿瘤后,可使胸腔、腹腔压力突然降低,细小动脉反射性扩张而导致局部充血,严重时可引起有效循环血量骤减,导致血压下降、脑供血不足等严重后果。

（3）侧支性充血：由于局部组织缺血、缺氧、氧化不全的酸性产物堆积,刺激血管舒张神经,导致缺血组织周围的吻合支动脉扩张、充血。这种充血常具有代偿意义,可不同程度地改善局部组织的血液供应。

（二）病理变化

1. 肉眼观察　因动脉血液含量增多,组织、器官体积轻度增大。若发生于体表时,由于动脉内氧合血红蛋白增多,局部皮肤呈鲜红色。因动脉血流加快,代谢增强,而致组织器官温度增高。

2. 镜下观察　充血的组织内细动脉和毛细血管扩张充血。

（三）后果

多数情况下,充血为暂时性变化,对机体是有利的。由于局部血流加快,氧及营养物质供应增多,故可促进物质代谢,增强组织、器官的功能,如热疗、按摩在临床上的治疗作用即在于此。少数情况下,充血会造成不利后果,如脑充血时会引起头痛、头晕等,甚至可在原有血管病变（如动脉硬化、脑血管畸形等）的基础上,导致血管破裂出血。

二、静脉性充血

器官或局部组织由于静脉血液回流受阻,血液淤积在小静脉和毛细血管内,称静脉性充血,简称淤血（congestion）。淤血比充血更常见,更具有临床意义。

（一）原因

1. 静脉受压　静脉受外部各种原因压迫,引起管腔狭窄或闭塞,血液回流受阻,导致局部组织器官淤血。如肿瘤、炎症包块及绷带包扎过紧等使局部静脉受压均可引起淤血;妊娠时增大的子宫压迫髂总静脉引起下肢淤血水肿;肠扭转、肠套叠或嵌顿疝等压迫肠系膜静脉引起局部肠淤血。

2. 静脉管腔阻塞　常见于静脉内血栓形成,导致静脉管腔完全阻塞,引起局部淤血。通常组织内静脉的分支多,互相连接,形成侧支循环,只有当较大的静脉干受压、阻塞或多条静脉受压时,才会出现淤血。

3. 心力衰竭　心力衰竭时由于心肌收缩力降低,心输血量减少,血液滞留心腔,心腔内压力增高,阻碍静脉血液的回流,造成淤血。如二尖瓣瓣膜病和原发性高血压等引起左心衰时,可导致肺淤血;肺源性心脏病等引起右心衰时,可导致体循环淤血,常见有肝淤血。

（二）病理变化

1. 肉眼观察　淤血的组织、器官体积增大,肿胀,重量增加。发生于体表时,由于淤积的血液中氧合血红蛋白减少,还原血红蛋白增多,局部呈紫蓝色,称为发绀（cyanosis）。由于局部血液淤滞、血流缓慢,致代谢减弱,毛细血管扩张,使散热增加,体表温度降低。

2. 镜下观察 淤血的组织内小静脉和毛细血管扩张,管腔内充满血液。

(三)后果

淤血对机体的影响取决于淤血的程度、持续时间、侧支循环建立的状况以及淤血器官的组织特性等因素。轻度短时间的淤血,后果轻微,原因去除后,可逐渐恢复正常。但长期慢性淤血可引起几种不同的结局。①淤血性水肿:淤血可使毛细血管内压升高,毛细血管壁通透性增加,血管内液体漏出到组织间隙或至浆膜腔,导致局部组织水肿或浆膜腔积液而影响相应器官的功能。②淤血性出血:严重淤血缺氧使毛细血管壁通透性明显增高,除液体外,红细胞也可漏出到血管外,形成淤血性出血。③实质细胞萎缩、变性或坏死:长期淤血导致组织缺氧和局部代谢产物的堆积、刺激,可引起实质细胞发生萎缩、变性或坏死。④淤血性硬化:长期慢性淤血,实质细胞发生萎缩,但间质纤维组织增生,并出现网状纤维胶原化,使器官质地变硬,称淤血性硬化,如长期慢性肝淤血引起的淤血性肝硬化。

(四)重要器官淤血

1. 慢性肺淤血 常见于左心衰竭。

(1)肉眼观察:肺体积增大,重量增加,呈暗红色,质地较实,切面有淡红色泡沫状液体流出。

(2)镜下观察:肺细小静脉及肺泡壁毛细血管高度扩张、充满血液,肺泡腔内有水肿液,严重时可见红细胞,形成肺水肿及漏出性出血;当肺泡腔内的红细胞被巨噬细胞吞噬后,红细胞崩解释放出棕黄色、颗粒状的含铁血黄素,这种胞浆内含有含铁血黄素的巨噬细胞称为心力衰竭细胞(图3-1)。长期慢性肺淤血,肺泡壁的纤维组织增生及网状纤维胶原化,使肺质地变硬,加之大量含铁血黄素沉积,肉眼观呈深褐色,称肺褐色硬化。

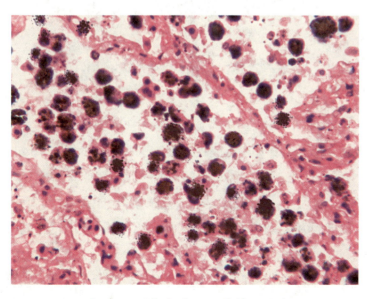

图 3-1 慢性肺淤血(镜下观)

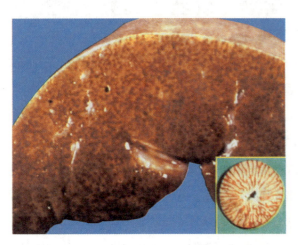

图 3-2　慢性肝淤血（肉眼观）

2. 慢性肝淤血　常见于右心衰竭。

（1）肉眼观察：肝脏体积增大，重量增加，包膜紧张，切面呈红－黄相间的条纹，状似槟榔的切面（图3-2），故称槟榔肝。

（2）镜下观察：肝小叶中央静脉及其附近的肝窦高度扩张淤血（肉眼呈暗红色区），中央静脉周围的肝细胞发生萎缩甚至坏死消失，肝小叶周边的肝细胞因慢性缺氧出现脂肪变性（肉眼呈黄色区）（图3-3）。长期慢性肝淤血，还可导致肝内纤维组织增生及网状纤维胶原化，使肝质地变硬，称为淤血性肝硬化。

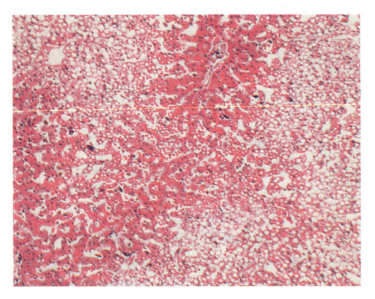

图 3-3　慢性肝淤血（镜下观）

第二节　血栓形成

在活体的心脏和血管内，血液发生凝固或血液中某些有形成分凝集形成固体质块的过程，称为血栓形成（thrombosis），所形成的固体质块称为血栓（thrombus）。

正常血液中存在着相互拮抗的凝血系统和纤维蛋白溶解系统（即抗凝系统）。在生理状态下，血液中的凝血因子不断被激活，形成微量纤维蛋白，沉着于血管内膜上，但这些纤维蛋白又很快被激活的纤维蛋白溶解酶所溶解，同时被激活的凝血因子也不断被巨噬细胞所吞噬。这种凝血系统和抗凝系统的动态平衡，既保证了血液潜在的可凝固性，又保证了血液的流体状态。如果打破了上述平衡，凝血系统被激活，血液便可凝固形成血栓。

一、血栓形成的条件和机制

血栓形成是在一定的条件下,通过血小板的黏附、凝集和血液凝固两个基本过程形成的。

1. 心血管内皮细胞的损伤　心血管内皮细胞损伤是血栓形成的最重要和最常见的原因。内皮细胞损伤后激活凝血系统的机制:①内皮下胶原纤维暴露,释放活性物质,引起血小板黏附、聚集。②暴露的胶原纤维可激活Ⅻ因子,启动内源性凝血系统。③损伤的内皮细胞释放组织因子,激活外源性凝血系统。通过上述机制,导致整个凝血系统被激活,导致血栓形成。

2. 血流状态的改变　在正常血流中,血液中的红细胞、白细胞位于血流的中轴,称为轴流;轴流外层是血小板,最外层是血浆,称为边流。血浆将血液的有形成分与血管壁分隔开,这样就阻止了血小板和内膜的接触。当血流缓慢或有涡流形成时:①轴流变宽,边流消失,增加了血小板与内膜接触的机会。②被激活的凝血因子在局部易达到凝血所需的浓度。③血流缓慢引起内皮细胞缺氧损伤。上述原因均易导致血栓形成。

临床上,由于静脉壁薄,血流慢,有静脉瓣,易形成涡流,血液黏性有所增加,所以静脉血栓比动脉血栓多4倍,下肢静脉血栓又比上肢静脉血栓多3倍,常见于久病卧床、心力衰竭、大手术后、静脉曲张的病人。

3. 血液凝固性增高　严重创伤、大面积烧伤、手术后、产后大出血等,引起凝血因子、血小板的数量增多和黏性增加,易导致形成血栓;血小板的数量增多、黏性增加也见于高脂血症、肥胖症、吸烟、冠状动脉粥样硬化等。

需强调的是,上述血栓形成的条件,往往同时存在或以某一条件为主,虽然心血管内皮细胞的损伤是血栓形成最重要和最常见的原因,但在不同情况下,血流缓慢及血液凝固性增高也可能是血栓形成的重要因素。

二、血栓形成的过程和类型

1. 血栓形成的过程　在血栓形成过程中,首先是血小板黏附在受损的心、血管内膜表面,黏附的血小板释出 ADP 和血栓素 A2 促使更多的血小板黏附、聚集,形成突出于心、血管内膜表面的血小板小堆,即血小板血栓为血栓头部;血小板血栓形成后,其下游血流变慢并形成涡流,进而形成新的血小板堆,如此反复进行,血小板黏集形成的梁状或珊瑚状血小板小梁逐渐增大,最终使管腔阻塞;与此同时,内皮损伤激活内、外源性凝血系统,在血小板小梁之间形成纤维蛋白析出,纤维蛋白网之间网罗大量红细胞,形成血栓体部;最后局部血流停止、血液凝固,形成血栓尾部(图3-4)。这样在静脉内就形成由头、体、尾构成的延续性血栓。

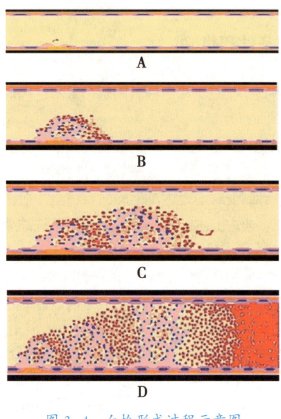

图 3-4　血栓形成过程示意图

2. 血栓的类型　血栓可分为以下几种类型。

（1）白色血栓：常位于血流较快的心腔、心瓣膜和动脉内，以及静脉延续性血栓的起始部。肉眼观察，白色血栓呈灰白色小结节或疣状，表面粗糙，质实，与心血管内膜紧密粘连，不易脱落。镜下观察，白色血栓主要由血小板和少量的纤维蛋白构成，又称血小板血栓或析出性血栓。

（2）混合血栓：即延续性血栓的体部，或是发生于心腔、动脉粥样硬化溃疡处和动脉瘤内的附壁血栓。肉眼观察，混合血栓呈灰白色和红褐色相间的层状结构，干燥，表面粗糙，与血管壁粘连，故又称层状血栓。发生于左心房内的混合血栓通常呈球状。镜下观察，混合血栓主要由淡红色分支状的血小板小梁和小梁之间的纤维蛋白网网罗的红细胞组成，小梁周围有大量中性粒细胞附着。

（3）红色血栓：即静脉内延续性血栓的尾部。肉眼观察，红色血栓呈暗红色，新鲜的红色血栓光滑湿润，有一定的弹性；陈旧的红色血栓由于失水变得干燥，易碎，无弹性，易于脱落进入血流成为栓子，引起血栓栓塞。镜下观察，纤维蛋白网眼中充满血细胞。

（4）透明血栓：主要发生于微循环的毛细血管，由于栓子体积小，只能通过显微镜才能观察到，主要由纤维蛋白构成，故又称微血栓或纤维素性血栓，常见于 DIC。

三、血栓的转归

1. 溶解、吸收　血栓形成后，由于纤溶系统的激活以及血栓内白细胞崩解后释放出溶蛋白酶，可将小的新鲜血栓完全溶解、吸收而不留痕迹。

2. 软化、脱落　较大的血栓部分溶解、软化，在血流冲击下，整个血栓或血栓的一部分脱落随血流运行，引起血栓栓塞。

3. 机化与再通　没有发生溶解、吸收或脱落的血栓，在血栓形成后 1~2 天，自血栓附着处的血管壁上开始长出肉芽组织并逐渐替代血栓，此过程称为血栓机化。此时血栓与管壁紧密相连，不易脱落。在血栓机化同时，由于血栓收缩或部分溶解而出现裂隙，此后血管内皮细胞长入并衬覆于裂隙表面而形成新的血管腔，这些管腔相互吻合沟通，使已被阻塞的血管部分血流得以恢复，这一过程称为再通（图 3-5）。

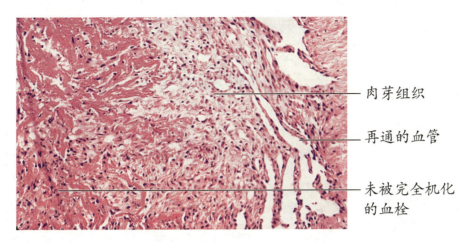

肉芽组织

再通的血管

未被完全机化
的血栓

图 3-5　机化和再通

4. 钙化　若血栓未被溶解、吸收或机化时，可发生钙盐沉积，称为钙化。血栓钙化后可形成静脉石或动脉石。

四、血栓对机体的影响

血栓形成对机体具有有利的一面。如结核病、消化性溃疡等会侵犯血管引起破裂出血，通过血栓形成可起到防止出血的作用。但大多数情况下，血栓形成对机体有更多不利的影响，表现为以下几个方面：

1. 阻塞血管　发生在动脉的血栓，当管腔未被完全阻塞时，血流减少，局部组织器官缺血，引起实质细胞变性、萎缩；若管腔完全被阻塞，且未能建立有效的侧支循环时，则可引起组织器官梗死。如脑动脉血栓形成引起的脑梗死。静脉血栓形成后，可引起局部组织淤血、水肿、出血严重者发生坏死。

2. 栓塞　血栓由于软化、破碎、断裂而部分或整体脱落，成为血栓栓子，随血流运行引起栓塞。

3. 心瓣膜变形　若心瓣膜上反复形成血栓，血栓机化后可引起瓣膜增厚、变硬，瓣膜卷缩或瓣叶粘连等，形成心瓣膜病，如慢性风湿性心内膜炎时的二尖瓣狭窄或关闭不全。

4. 广泛性出血　弥散性血管内凝血时微循环内广泛性微血栓形成，使凝血因子和血小板消耗殆尽，加上继发性纤维蛋白溶解系统功能亢进，造成血液不凝固，可引起病人全身广泛性出血甚至休克死亡。

第三节　栓　　塞

不溶于血液的异常物质，随血流运行阻塞血管腔的现象，称为栓塞（embolism）。阻塞血管的异常物质称为栓子（embolus）。栓子可以是固体、液体或气体。其中最常见的是血栓栓子,其他还有如脂肪滴、空气、羊水、肿瘤细胞团、细菌团,寄生虫等。

一、栓子的运行途径

栓子的运行途径一般与血流方向一致,但交叉性栓塞和逆行性栓塞除外(图 3-6)。

1. 静脉系统和右心栓子　来自体循环静脉和右心的栓子,随血流运行,栓塞于肺动脉主干或其分支,引起肺栓塞。某些体积小、富有弹性的栓子(如气体、脂肪栓子)可通过肺泡壁毛细血管回到左心,随血流进入体循环动脉,栓塞于相应动脉小分支。

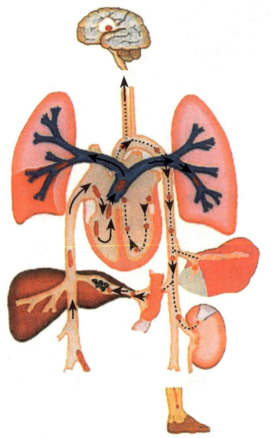

图 3-6　栓子的运行途径

2. 动脉系统和左心栓子　来自左心和体循环动脉系统的栓子,随血流运行,栓塞于与其口径相当的动脉分支,常见于脑、脾、肾和四肢等。

3. 门静脉系统栓子　来自肠系膜静脉和脾静脉等门静脉系统的栓子,随血流引起肝内门静脉分支的栓塞。

4. 交叉性栓塞　又称反常性栓塞,多见于房间隔或室间隔缺损者,在右心压力升高的情况下,右心的栓子通过缺损处进入左心,随血流运行引起动脉系统的栓塞。

5. 逆行性栓塞　罕见情况下,栓子可逆向运行发生逆行性栓塞,见于在胸、腹腔内压骤然升高时(如持续性剧烈咳嗽),下腔静脉内的栓子可逆血流运行,栓塞于肝、肾或髂静脉分支。

二、栓塞的类型及其后果

由于栓子的种类不同,可引起不同类型的栓塞。栓塞对机体的影响,也因栓子的种类、大小、栓塞的部位以及侧支循环建立的情况而不同。

(一)血栓栓塞

由脱落的血栓所引起的栓塞,称为血栓栓塞,是临床上最常见的栓塞类型。

1. 肺动脉栓塞　引起肺动脉栓塞的栓子 95% 来自下肢深静脉,尤其是腘静脉、股静脉和髂静脉。肺动脉栓塞对机体的影响取决于栓子的大小、数量和机体的心肺功能状况。①如果栓子较小且栓塞肺动脉的个别小分支,由于肺具有双重血液循环,相应的肺组织可以通过支气管动脉得到血液供应,一般不产生严重后果。②如果栓塞前已有严重肺淤血时，肺循环内的压力增高，与支气管动脉之间的侧支循环难以建立，则可引起肺出血性梗死。③若是体积较大的血栓栓子，常栓塞于肺动脉主干或大的分支（图3-7），或者虽然栓子体积小，但数量多，广泛栓塞多数肺动脉小分支时，均可引起猝死。

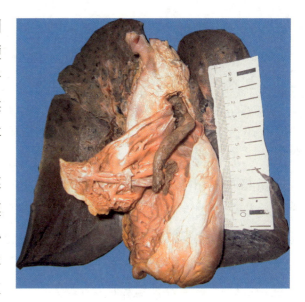

图 3-7　肺动脉血栓栓塞

2. 体循环动脉栓塞　造成动脉系统栓塞的栓子大多来自左心，常见于细菌性心内膜炎时心瓣膜上的赘生物、二尖瓣狭窄时左心房附壁血栓；少数来自动脉系统，如动脉粥样硬化溃疡或动脉瘤内的附壁血栓。栓塞的主要部位是下肢和脑，其次是肠、肾、脾。栓塞的后果亦视栓塞的部位以及局部侧支循环建立的情况而异。若栓塞动脉大分支，且不能建立有效的侧支循环，可引起局部组织器官的梗死；若栓塞发生在冠状动脉或脑动脉的分支，常可发生严重后果，甚至危及生命。

（二）脂肪栓塞

循环血液中出现脂肪滴并阻塞小血管，称脂肪栓塞。多见于长骨骨折或严重脂肪组织挫伤时，脂肪细胞破裂，游离成无数脂滴，直径大于 $20\mu m$ 的脂滴通过破裂的静脉血管进入血流，引起肺动脉小分支的栓塞；直径小于 $20\mu m$ 的脂滴可通过肺泡壁毛细血管经肺静脉到左心，引起体循环动脉系统的栓塞，如脑、肾、皮肤等处，最常阻塞脑的血管，引起脑水肿、血管周围点状出血和脑梗死。

脂肪栓塞的后果，主要取决于栓塞部位和脂滴数量的多少。少量脂滴，可被巨噬细胞吞噬或被血液中的脂酶分解清除，对机体无不良影响；但大量的脂滴短期内进入肺循环，致肺部血管广泛受阻并引起反射性痉挛，可引起急性右心衰竭而致猝死。

（三）气体栓塞

大量空气迅速进入血液循环，或原溶于血液中的气体迅速游离，形成气泡阻塞心血管，称为气体栓塞。前者为空气栓塞，后者为氮气栓塞。

1. 空气栓塞　多见于头颈、胸壁外伤或手术损伤锁骨下静脉、颈内静脉或胸内大静脉时，因这些静脉内是负压，当其破裂时空气可迅速被吸入静脉，并随血流到达右心引起空气栓塞；空气栓塞也可见于人工气胸、气腹以及加压静脉输血、输液等；当分娩或流产时，由于子宫强烈收缩，将空气挤入子宫壁破裂的静脉窦内也可引起空气栓塞。

空气栓塞对人体的影响，主要取决于进入血液中的空气量和速度。如进入的空气量少，可被溶解在血液中而不致引起严重后果；若大量空气（多于100ml）迅速进入静脉，空气随血流到达右心后，由于心脏的搏动，空气和心腔内的血液被搅拌成大量的泡沫血占据右心室，可阻碍静脉血的回流并阻塞肺动脉出口，导致严重的血液循环障碍而猝死；少量进入右心的气泡,也可随血流进入肺动脉,栓塞到肺动脉的小分支,甚至可通过肺泡壁的毛细血管经左心进入体循环,引起心、脑等器官的栓塞。

2. 氮气栓塞(减压病) 从高气压环境迅速进入常压或低气压环境,如潜水员从深水中迅速上升到水面,或飞行员急速升空时,原来溶解在血液中的气体如氧气、二氧化碳和氮气迅速游离,氧气和二氧化碳可很快被溶解吸收,而氮气再度溶解速度较慢,在血液或组织内形成气泡引起栓塞,称为氮气栓塞,又称减压病。如氮气栓塞于少数小血管,可引起局部缺血和梗死;组织内的气泡,常引起局部症状,如肌腱、韧带或肌肉内的气泡可引起关节和肌肉疼痛,位于皮下的气泡互相融合形成皮下气肿;若短期内有大量气泡形成,栓塞冠状动脉多数分支时,可引起严重的血液循环障碍甚至猝死。

(四)羊水栓塞

羊水栓塞是分娩过程中的一种罕见而严重的并发症。在分娩过程中,羊膜破裂或胎盘早期剥离,又逢胎儿阻塞产道时,子宫强烈收缩,宫内压升高,可将羊水压入子宫壁破裂的静脉窦内,经下腔静脉入肺循环,引起肺动脉分支及毛细血管的栓塞。显微镜下可见母体的肺小动脉和毛细血管内发现羊水成分如角化上皮、胎毛、胎脂、胎粪和黏液。少量羊水也可通过肺毛细血管进入左心,引起体循环器官的栓塞。本病发病急骤,产妇在分娩中或分娩后突然出现呼吸困难、发绀、抽搐、休克甚至死亡。

羊水栓塞导致猝死的发生机制是:①羊水栓塞肺动脉及羊水内的血管活性物质引起肺血管痉挛;②羊水中胎儿的代谢产物进入血液循环引起过敏性休克;③羊水具有凝血致活酶的作用引起DIC。

(五)其他栓塞

大量细菌侵入血液循环,随血流运行可造成全身小动脉或毛细血管的栓塞,细菌栓塞可引起炎症的扩散,含有细菌的栓子还可引起相应部位的败血性梗死;恶性肿瘤细胞侵入血流,可引起肺、肝等器官栓塞,瘤细胞栓塞也可造成肿瘤的转移;寄生虫、虫卵偶可栓塞于肝内门静脉分支,常见于血吸虫病。

第四节 梗　　死

器官或局部组织因动脉供血中断,而引起的缺血性坏死,称为梗死(infarct)。

一、梗死的原因

任何引起动脉管腔阻塞,导致动脉血流供应中断且不能建立有效侧支循环的原因均可引起梗死。

1. 血栓形成　是梗死最常见的原因,常见于冠状动脉和脑动脉粥样硬化继发血栓形成,可引起心肌梗死和脑梗死等。

2. 动脉栓塞　常见于血栓栓塞,也可为空气栓塞、脂肪栓塞等,如左心、动脉系统的血栓脱落常引起脾、肾、脑的梗死。

3. 血管受压闭塞　如肠扭转、肠套叠、嵌顿疝时肠系膜动脉、静脉均受压而引起肠梗死;卵巢囊肿蒂扭转、血管外肿瘤压迫血管,导致血流供应中断而引起的局部组织缺血性坏死。

4. 动脉痉挛　单纯动脉痉挛引起的梗死十分罕见,但在血管已有病变时(如动脉粥样硬化等),合并情绪激动、过度劳累等诱因,可引起病变血管强烈而持续性痉挛,从而导致组织器官的梗死。

二、梗死的类型和病理变化

根据梗死灶内含血量多少,将梗死分为贫血性梗死、出血性梗死两种类型。

(一)贫血性梗死

贫血性梗死多发生于组织结构致密、侧支循环不丰富的实质器官,如肾、脾、心和脑。当这些器官动脉分支阻断后,局部组织因缺血缺氧而发生梗死,梗死灶周边的血管扩张充血、血管壁通透性增高,红细胞漏出,形成围绕梗死灶的充血出血带。因为组织致密,故梗死区出血量较少,加上少量的红细胞很快崩解,血红蛋白溶于组织液而被吸收,使梗死区呈灰白色贫血状态。

肉眼观察,梗死灶呈灰白色,与正常组织分界清楚,交界处常有暗红色的充血 - 出血带;梗死灶的形状与组织器官的血管分布有关,脾、肾等器官的动脉血管经脾门、肾门进入,然后呈树枝状逐级分支,因此其梗死灶呈锥体形,切面呈扇形或楔形,尖端朝向血管阻塞部位,底部靠近器官表面(图 3-8);冠状动脉分布不规则,因而心肌梗死灶形状也不规则,呈地图形。脑梗死为液化性坏死,坏死后常形成囊状。

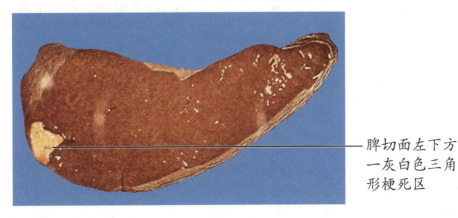

脾切面左下方一灰白色三角形梗死区

图 3-8　脾梗死

镜下观察,心、脾、肾的梗死为凝固性坏死,脑梗死是液化性坏死,早期梗死区的组织轮廓尚存,梗死灶周围有充血 - 出血带。陈旧的梗死灶,梗死区组织轮廓消失,呈均质状,周围有肉芽组织长入,最后形成瘢痕。

（二）出血性梗死

出血性梗死主要发生在肺和肠等具有双重血液供应、组织结构较疏松的器官。特点是梗死区内有弥漫性出血,暗红色,故称出血性梗死。

出血性梗死发生的先决条件是严重淤血和组织疏松。①严重淤血:如肺,在正常情况下,即使肺动脉被阻塞,支气管动脉尚可维持血液供应,不致发生梗死;但在肺严重淤血的情况下,整个器官的静脉和毛细血管内压增高,支气管动脉不能克服局部淤血的阻力而建立有效的侧支循环,引起肺出血性梗死。②组织疏松:梗死发生后,由于组织疏松,组织间隙内容纳大量漏出的血液,当组织进一步坏死后也不能将漏出的血液挤出梗死区,导致弥漫性出血,使梗死灶与周围正常组织界限不清,结构模糊。

1. 肺梗死　多见于肺下叶,肉眼观察,梗死灶为锥体形,切面为楔形,其尖端朝向肺门,底部靠近肺膜,肺膜表面可见纤维素性渗出物,梗死灶质实,略向表面隆起,暗红色。镜下观察,梗死区呈凝固性坏死,可见肺泡轮廓及肺泡腔、小支气管腔及肺间质充满红细胞;随后,红细胞破坏崩解,从梗死灶周边开始发生机化,最后形成瘢痕。

2. 肠梗死　常见于肠扭转、肠套叠、嵌顿性疝,在这些情况下肠系膜静脉首先受压而发生严重淤血,继而肠系膜动脉也受压导致局部缺血而发生出血性梗死。肠梗死多发生于小肠,因为肠系膜动脉呈扇形仅支配一段肠管,故肠梗死常呈节段性梗死。肉眼观察,梗死的肠壁因弥漫性出血而呈暗红色（图3-9）,因淤血水肿及出血,肠壁增厚,质脆,易破裂,肠浆膜面可有纤维素性渗出物。镜下观察,肠壁各层组织坏死及弥漫性出血。肠梗死容易发生肠穿孔,引起弥漫性腹膜炎,进而危及生命。

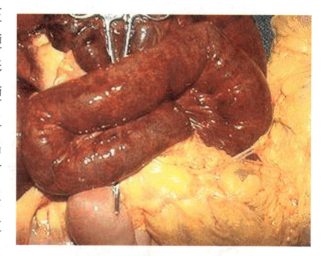

图 3-9　肠出血性梗死

三、梗死对机体的影响

梗死对机体的影响取决于梗死发生的器官、梗死灶的大小和部位以及有无细菌感染等因素。脾、肾、肺和肠等器官梗死范围较小时,对机体影响不大,仅引起局部症状。肾梗死可引起腰痛和血尿,肺梗死可出现胸痛和咯血,肠梗死常出现剧烈腹痛、血便和腹膜炎等症状;肺、肠、四肢的梗死,若继发腐败菌感染,可引起坏疽及败血症,后果严重。若心、脑发生梗死,范围小者出现相应部位的功能障碍,范围大者可危及生命。

本章学习重点是淤血的概念、病理变化及后果；血栓形成的概念、条件及转归；栓塞的概念及栓子的运行途径；梗死的概念、类型及病变特点。充血分为动脉性充血和静脉性充血，前者简称充血，后者简称淤血。静脉内的延续性血栓顺血流方向形成血栓头（白色血栓）、血栓体（混合血栓）、血栓尾（红色血栓）。DIC时微血管内可形成透明血栓。栓塞最常见的栓子来源是血栓栓子。栓子的运行方向一般与血流运行方向一致。肺动脉栓塞栓子大多来自下肢深静脉；体循环动脉血栓栓塞栓子主要来自左心。梗死分为贫血性梗死和出血性梗死。学习的难点是血栓形成的条件中，心血管内皮细胞损伤是最重要的因素。学习过程中注意区分贫血性梗死和出血性梗死。出血性梗死常见于肺和肠。形成出血性梗死的条件是组织结构疏松和伴有严重淤血。

（沈　淼）

 思考与练习

1. 慢性肺淤血的病理变化特点是什么？
2. 不同栓子运行的途径有哪些？
3. 梗死形成的原因有哪些？

第四章 | 炎 症

04章

04章 数字资源

当各种外源性和内源性损伤因子作用于机体，造成细胞、组织和器官的损伤时，机体局部和全身会发生一系列复杂反应，以局限和消灭损伤因子，清除和吸收坏死组织和细胞，并修复损伤，这种复杂的以防御为主的反应称为炎症反应。如果没有炎症反应，机体将不能控制感染和修复损伤，不能长期在充满致病因子的自然环境中生存。但是，在一定情况下，炎症对机体也可引起不同程度的危害。

第一节　炎症的原因

炎症（inflammation）是指具有血管系统的活体组织对各种损伤因子的刺激所发生的以防御为主的基本病理过程。炎症的基本病理变化包括变质、渗出和增生，临床局部表现为红、肿、热、痛和功能障碍，并伴有不同程度的全身反应，如发热、白细胞计数改变、单核巨噬细胞系统增生、心率加快、寒战、厌食等。炎症不是独立性疾病，而是一种重要的病理过程。

凡是能引起组织和细胞损伤的因子都能引起炎症，即致炎因子，致炎因子种类繁多，可归纳为以下几类：

1. 生物性因子 病原微生物是最常见、最重要的致炎因子,包括细菌、病毒、立克次体、支原体、真菌、螺旋体和寄生虫等。由生物病原体引起的炎症称为感染(infection)。

2. 物理性因子 包括高热、低温、放射线、紫外线、切割、撞击和挤压等。

3. 化学性因子 包括外源性化学物质,如强酸、强碱、强氧化剂、芥子气等,以及内源性化学物质,如坏死组织的分解产物及在某些病理条件下堆积于体内的代谢产物,如尿素、尿酸等。

4. 变态反应 当机体免疫反应状态异常时,可引起不适当或过度的免疫反应,造成组织损伤,引发炎症反应,如过敏性鼻炎和肾小球肾炎。

5. 组织坏死 缺血或缺氧等原因可引起组织坏死,坏死组织可释放致炎因子,在新鲜梗死灶的边缘所出现的出血充血带和炎症细胞浸润都是炎症的表现。

6. 异物 包括手术缝线、假体、虫卵、尘埃颗粒、各种物质碎片等,可引起不同程度的炎症反应。

 知识拓展

菌 群 失 调

菌群失调(dysbacteriosis)是指机体某部位正常菌群中各菌种间的比例发生较大幅度变化而超出正常范围的状态,由此产生的病症,称为菌群失调症或菌群交替症。菌群失调时,多引起二重感染或重叠感染,即在原发感染的治疗中,发生了另一种新致病菌的感染。菌群失调的发生多见于使用抗生素和慢性消耗性疾病等。临床上长期大量应用广谱抗生素后,大多数敏感菌和正常菌群被抑制或杀灭,但耐药菌则获得生存优势而大量繁殖致病,如耐药金黄色葡萄球菌引起腹泻、败血症,对抗生素不敏感的白假丝酵母菌引起鹅口疮、阴道炎、肠道和肛门感染。

第二节 炎症的基本病理变化

炎症的基本病理变化为变质(alteration)、渗出(exudation)和增生(proliferation)。在炎症过程中其病理变化可以按照一定的先后顺序发生、发展,又可以相互重叠,或以某一种病变为主,还可以相互转化,构成复杂的炎症反应过程。一般炎症早期以变质或渗出为主,后期以增生为主。变质是损伤过程,而渗出和增生是抗损伤和修复过程。

一、变　质

炎症局部组织所发生的变性和坏死,称为变质(alteration)。既可发生在实质细胞,也可见于间质,炎症病灶内的实质细胞常出现细胞水肿、脂肪变性、细胞凝固性坏死和液化性坏死等;间质常出现黏液性变性和纤维素样坏死等。可见于肝、肾、心、脑等实质性器官的某些感染和中毒,如急性普通型肝炎时以肝细胞水肿为主,坏死轻微(图4-1);急性重型肝炎时,短时间内大量肝细胞广泛坏死,肝功能急性衰竭;流行性乙型脑炎时,神经细胞变性、坏死及脑软化灶形成等。变质可由致病因子直接作用,或由局部血液循环障碍和炎症反应产物的间接作用引起。因此,变质的程度取决于致病因子的性质、强度和机体的反应状态两个方面。

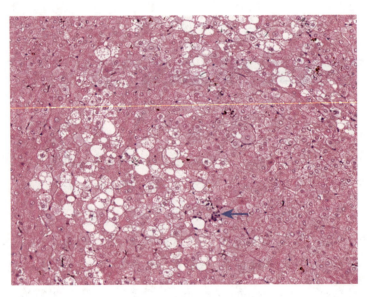

图 4-1　急性普通型肝炎
肝细胞呈不同程度的水肿,坏死轻微(箭头所指为点状坏死)。

二、渗　出

渗出是指炎症局部组织血管内富含蛋白质的液体成分和白细胞,通过血管壁进入组织间隙、体腔、体表和黏膜表面的过程,称为渗出(exudation)。所渗出的液体和细胞统称为渗出物。渗出是炎症的重要标志,渗出的成分在局部具有重要的防御作用。急性炎症反应的特征是血管变化和渗出性改变,血管发生有3个相互关联的如下反应过程:血流动力学的改变(炎性充血);血管壁通透性增高(炎性渗出);白细胞游出和聚集(炎性浸润)。

（一）血流动力学改变

致炎因子作用于局部组织时，首先引起细动脉短暂收缩，持续几秒钟，局部苍白，继而迅速发生扩张，血流加速，血流量增多和能量代谢增强，这是炎症局部组织发红和发热的原因。血管通透性升高导致血浆渗出，小血管内红细胞浓集，因此，血液黏稠度增加，血流阻力增大，血流速度减慢甚至血流淤滞，血流淤滞有利于白细胞靠近血管壁、黏附于血管内皮细胞并渗出到血管外（图4-2）。

（二）血管通透性增加

血管通透性增加是导致炎症局部液体和蛋白渗出血管的重要原因。炎症时血管通透性的增加与血管内皮细胞收缩、损伤、穿胞作用增强，以及新生毛细血管的高通透性等因素有关。血管通透性增加，加之血管内流体静压增高及组织渗透压升高等因素，致使液体外渗。渗出的液体称为渗出液。渗出液积聚在组织间隙称为炎性水肿，若积聚于体腔（胸腔、腹腔、心包腔等）则称为积液。在临床工作中，渗出液需与非炎症时（如淤血）所形成的漏出液进行鉴别（表4-1）。

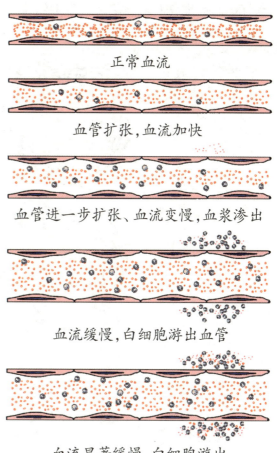

正常血流

血管扩张，血流加快

血管进一步扩张、血流变慢，血浆渗出

血流缓慢，白细胞游出血管

血流显著缓慢，白细胞游出增多，红细胞漏出

图4-2　炎症时血流动力学变化模式图

表4-1　渗出液与漏出液的鉴别

	渗出液	漏出液
原因	炎症	非炎症
蛋白量	>30g/L	<30g/L
细胞数	>500×10^6/L	<100×10^6/L
比重	>1.018	<1.018
外观	混浊	清亮
凝固性	易自凝	不自凝
黏蛋白试验	阳性	阴性

1. 血管通透性增高的机制　微循环血管壁通透性的维持主要依赖于血管内皮细胞的完整性。在炎症过程中血管通透性增高与下列因素有关（图4-3）：①内皮细胞收缩，

穿胞作用增强；②炎症介质引起内皮细胞直接损伤；③白细胞黏附于血管内皮细胞上引起内皮细胞损伤和脱落；④新生毛细血管壁的高通透性。

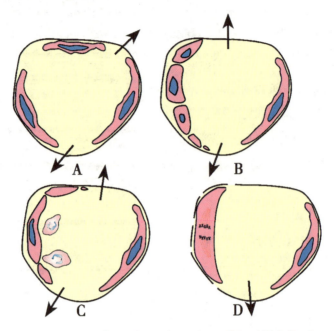

图 4-3　血管通透性增加的四种机制模式图

A. 图示内皮细胞收缩，累及静脉；B. 图示直接损伤内皮细胞，累及全部微循环；C. 图示白细胞介导的内皮细胞损伤，主要累及细静脉和毛细血管；D. 图示新生毛细血管通透性增高，主要累及毛细血管。

2. 渗出液的作用　渗出液具有重要的防御作用：①渗出液可以稀释毒素和有害物质，减轻毒素对局部组织的损伤作用。②渗出液可为局部组织带来营养物质和运走代谢产物。③渗出液中含有抗体、补体有利于杀灭病原体。④渗出液中纤维蛋白交织成网，既可限制病原微生物的扩散蔓延，也有利于白细胞发挥吞噬作用，后期还可作为组织修复的支架。⑤炎症局部的病原微生物和毒素随淋巴回流到达局部淋巴结，刺激机体产生细胞免疫和体液免疫。

渗出液过多对机体也会造成不利影响：①渗出液过多，有压迫和阻塞的作用，例如过多的心包积液或胸腔积液可压迫心脏或肺，严重的喉头水肿可引起窒息。②渗出物中的纤维蛋白吸收不良可发生机化，例如大叶性肺炎引起的肺肉质变、浆膜粘连甚至浆膜腔闭锁。

（三）白细胞渗出

白细胞通过血管壁游出到血管外的过程，称为白细胞渗出。渗出的白细胞称炎症细胞，白细胞渗出并集中到炎症区域的现象，称为炎症细胞浸润。白细胞的渗出和炎症细胞浸润是炎症反应的重要形态学特征。白细胞渗出过程是复杂的连续过程，包括白细胞边集、滚动、黏附、游出和趋化、吞噬等阶段到达炎症病灶，在局部发挥重要的防御作用（图 4-4）。

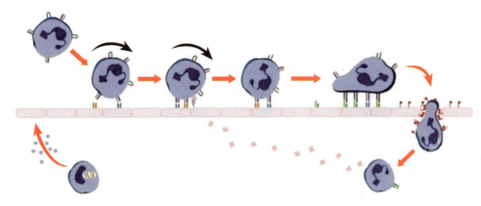

图 4-4　中性粒细胞的渗出过程
边集与黏附、游出、趋化。

1. 白细胞渗出过程　炎症时血管扩张,血流变慢,使轴流变宽,白细胞由轴流进入边流,靠近血管壁,随血流缓慢地滚动,然后黏附于血管内皮上,伸出伪足,以阿米巴样运动方式,穿过内皮细胞的间隙和基膜到血管外,这个过程称为白细胞游出。白细胞游出血管后,沿着组织间隙向炎症灶集中。白细胞沿化学物质浓度梯度向着化学刺激物作定向移动,称为趋化作用。能引起白细胞定向移动的化学刺激物称为趋化因子,趋化因子具有特异性,不同的趋化因子对不同的白细胞起趋化作用。中性粒细胞对趋化因子反应敏捷,单核细胞次之,淋巴细胞迟缓。

2. 白细胞在局部的作用　游走到炎症灶的白细胞,由病原体、坏死细胞产物、抗原抗体复合物和许多趋化因子激活后,发挥吞噬作用和免疫作用,还可对组织产生损伤作用。

（1）吞噬作用:白细胞到炎症灶内对病原体和组织崩解碎片进行吞噬的过程,称为吞噬作用,是炎症过程中重要的防御反应。具有吞噬作用的细胞主要为中性粒细胞和巨噬细胞。

吞噬过程包括识别和黏着、吞入、杀伤和降解三个阶段。在炎症灶内吞噬细胞首先与病原体和崩解的组织碎片等异物接触、黏着,进一步伸出伪足将其包裹,形成吞噬体,吞噬体与初级溶酶体结合形成吞噬溶酶体,病原体及异物在溶酶体内被杀灭和降解。通过吞噬作用,多数病原体被杀灭,但有些病原体(如结核杆菌)在白细胞内处于静止状态。当机体抵抗力低下,这些病原体又能繁殖,并随巨噬细胞的游走而在机体内播散。

（2）免疫作用:发挥免疫作用的细胞主要为单核细胞、淋巴细胞和浆细胞。抗原进入机体后,巨噬细胞将其吞噬处理,再把抗原呈递给 T 淋巴细胞和 B 淋巴细胞,免疫活化的淋巴细胞分别产生淋巴因子或抗体,发挥杀伤病原微生物的作用。

（3）组织损伤作用:白细胞在趋化、激活和吞噬过程中不仅向吞噬溶酶体内释放产物,而且还将产物释放到细胞外间质中,中性粒细胞释放的产物有溶酶体酶、活性氧自由基、前列腺素和白细胞三烯等,单核－巨噬细胞可产生组织损伤因子。这些产物可引起内皮细胞和组织损伤,加重起始致炎因子的损伤作用。

3. 炎症细胞种类及功能　白细胞渗出的种类与致炎因子有很大关系,如化脓菌感染以中性粒细胞渗出为主,病毒感染以淋巴细胞和单核细胞渗出为主,过敏反应和寄生虫感染则以嗜酸性粒细胞渗出为主。局部渗出白细胞的种类与外周血白细胞升高的种类通常是一致的。常见炎症细胞的种类、来源、功能和临床意义见表4-2。

表4-2　常见炎症细胞的种类、来源、功能和临床意义

种类	来源	功能	临床意义
中性粒细胞	血液,核分叶状、2~5叶	吞噬细菌、组织碎片、抗原抗体复合物,崩解后释放蛋白溶解酶	见于急性炎症及炎症早期、化脓性炎症
单核巨噬细胞	血液和组织,体积大,胞质丰富,核椭圆形或肾形	吞噬中性粒细胞不易吞噬的病原体、较大组织碎片、异物,可演变为类上皮细胞、多核巨细胞、泡沫细胞等	见于急性炎症后期、慢性炎症、肉芽肿性炎(结核病、伤寒)、病毒感染等
嗜酸性粒细胞	血液,核分叶少或杆状	吞噬抗原抗体免疫复合物	见于寄生虫感染、变态反应性炎症
淋巴细胞	血液及淋巴组织,体积小,圆形,胞质很少	T淋巴细胞参与细胞免疫、释放多种淋巴因子,B淋巴细胞转化为浆细胞,参与体液免疫	见于慢性炎症或病毒感染
浆细胞	由B淋巴细胞转化而来	产生抗体,参与体液免疫	见于慢性炎症
嗜碱性粒细胞	血液及结缔组织,嗜碱性颗粒、异染性颗粒	释放肝素、组胺、5-羟色胺	见于变态反应性炎症

4. 炎症介质在炎症中的作用　炎症反应时出现的血管扩张、通透性增加和白细胞渗出是通过一系列化学因子的作用实现的,这些参与并介导炎症反应的化学因子称为化学介质或炎症介质。炎症介质种类多,主要来自细胞和血浆,来自细胞的炎症介质主要有组胺、5-羟色胺(5-HT)、前列腺素(PG)、白细胞三烯(LT)、溶酶体酶、细胞因子等。来自血浆的炎症介质是以前体的形式存在的,炎症反应中产生的某些水解酶能够激活它们,主要有缓激肽、补体成分、纤维蛋白多肽等。炎症介质的主要作用是使血管扩张、血管通透性增高和趋化白细胞,引起炎症局部充血、液体渗出和白细胞渗出。常见炎症介质及作用见表4-3。

表 4-3　常见炎症介质及作用

功能	炎症介质
血管扩张	前列腺素、NO、组胺
血管通透性增高	组胺和 5- 羟色胺、C3a 和 C5a、缓激肽、LTC_4、LTD_4、LTE_4、PAF、P 物质
趋化作用、白细胞渗出和激活	TNF、IL-1、化学趋化因子、C3a、C5a、LTB_4
发热	IL-1、TNF、前列腺素
疼痛	前列腺素、缓激肽、P 物质
组织损伤	白细胞溶酶体酶、活性氧、NO

三、增　生

在致炎因子、组织崩解产物或某些理化因子的刺激下,炎症局部的实质细胞和间质细胞可发生增生(proliferation)。实质细胞的增生,如慢性鼻炎,鼻黏膜慢性炎症被覆上皮和腺体的增生,慢性肝炎中的肝细胞增生。间质细胞的增生包括巨噬细胞、内皮细胞和成纤维细胞增生。增生见于炎症后期或慢性炎症,增生的意义主要是修复。增生的成纤维细胞、血管内皮细胞及局部浸润的炎症细胞可形成肉芽组织,参与炎症的修复。但过度增生会造成原有组织的破坏,影响器官的功能,如肝炎后肝硬化。

第三节　炎症的局部表现和全身反应

 导入案例

病人,男,40 岁。颈部长了 1 个疖,红、肿、热、痛,10d 后局部红肿发展至手掌大,体温 38℃,局部手术切开引流。当晚即恶寒、高热、头痛,次日体检发现病人轻度黄疸,肝大、脾大,体温 39.5℃,WBC 计数 21.0×10^9/L。

请思考:

1. 病人颈部患疖处为什么出现红、肿、热、痛?

2. 病人为什么出现恶寒、高热、头痛、肝大、脾大及白细胞计数增多?

一、炎症的局部表现

常表现为红、肿、热、痛和功能障碍,其机制为:

1. 红　炎症局部发红是由于局部血管扩张、充血所致。

2. 肿　急性炎症主要是由于局部充血和液体渗出所致。慢性炎症时,组织细胞的增生引起局部肿胀。

3. 热　由于动脉性充血、血流加快及代谢增强所致。

4. 痛　由于渗出物压迫以及炎症介质作用于感觉神经末梢所致。

5. 功能障碍　变质引起的代谢和功能异常,渗出造成的机械性阻塞、压迫及局部疼痛均可导致炎症区域或受累组织器官的功能障碍,如关节炎可引起关节活动不灵活,肺泡性肺炎和间质性肺炎均可影响换气功能。

二、炎症的全身反应

1. 发热　是下丘脑体温调节中枢在致热原的作用下,使体温调定点上移的结果。一定程度的发热可促进抗体和淋巴因子的形成,增强单核巨噬细胞系统的功能,提高肝脏的解毒能力,具有积极的防御意义。但发热过高或长期发热可引起机体的消耗过度并影响重要器官的功能,特别是中枢神经系统功能紊乱,可出现神昏、谵语、惊厥、昏迷等表现。然而,严重感染时若体温不升高,说明机体反应差,抵抗力低,是预后不良的征兆。

2. 外周血白细胞数目改变　外周血白细胞计数增加是炎症反应的常见表现,特别是细菌感染引起的炎症,白细胞计数可达($15\sim20$)$\times10^9$/L,若高达($40\sim100$)$\times10^9$/L 则称为类白血病反应。白细胞增多可加强炎症反应过程,具有防御意义。严重感染时,相对不成熟的杆状核中性粒细胞提前从骨髓释放入血,其所占比例增加,称之为"核左移"。多数细菌感染引起中性粒细胞计数增加,寄生虫感染和过敏反应引起嗜酸性粒细胞增加,一些病毒感染选择性地引起淋巴细胞比例增加,如单核细胞增多症、病毒性腮腺炎和风疹等。但某些病毒、立克次体、原虫和部分细菌(如伤寒杆菌)感染则引起末梢血白细胞计数减少。抵抗力显著降低者,虽严重感染但末梢血白细胞可不增多,反而减少,提示预后不良。临床上,进行白细胞计数和分类检查,对于病因诊断及预后判断具有重要的意义。

3. 单核巨噬细胞系统增生　炎症灶中的病原体及其产物、组织崩解产物,可经淋巴管到达局部淋巴结或进入血流到达全身单核巨噬细胞系统,引起单核 - 巨噬细胞增生。这种增生有利于吞噬、消灭病原体和清除崩解产物。在临床上可表现为肝大、脾大或局部淋巴结肿大。在淋巴组织中还有 T 淋巴细胞、B 淋巴细胞增生,并产生淋巴因子和抗体,增强机体的免疫力。

4. 实质器官的病变　较严重的炎症,因致炎因子、发热和血液循环障碍等因素的作用,使病人的心、肝、肾等器官可出现不同程度的变性、坏死和功能障碍。如高热时肾近曲小管上皮细胞的水肿、肝炎时肝细胞的水肿和脂肪变性、白喉时心肌纤维的坏死等。

三、炎症的意义

炎症是机体重要的防御反应,具有一定的积极作用,但在一定情况下,炎症对机体具有潜在的危害性。炎症较严重时,由于病原微生物及其毒素的作用,以及局部血液循环障碍、发热等因素的影响,各器官实质细胞可发生不同程度的变性、坏死,局部组织出现变质、渗出、增生病理变化,影响器官功能。例如病毒性心肌炎可以影响心脏功能;细菌性脑膜炎的脓性渗出物可以引起颅内压增高,甚至形成脑疝而威胁病人生命;结核性心包炎引发的心包增厚、粘连可形成缩窄性心包炎,严重影响心脏功能。因此,在临床治疗炎症性疾病时,除了消灭致病因子外,有时还采取一系列措施以控制炎症反应。

第四节　炎症的类型及病变特点

 导入案例

男性,29 岁,工人。1 小时前因救火被烧伤。面部和背部皮肤大片红斑,并形成大疱,疱壁薄伴剧痛。部分水疱破裂,不断溢出淡黄色液体。两前臂皮肤呈焦痂,微痛。体温 38.2℃,脉搏 92 次 /min,呼吸 20 次 /min,血压 94/70mmHg。白细胞总数 13×10⁹/L,中性粒细胞 80%。

入烧伤病房后经清创、抗休克及暴露疗法,病情逐渐好转,表面结痂。20 天后两臂焦痂脱落,漏出肉芽面,后经自体植皮而愈合。住院 2 个月痊愈出院,胸背部遗留色素沉着和瘢痕。

请思考:

1. 病人面部、胸及背部皮肤发生了什么炎症?

2. 病人为什么会有剧烈疼痛,水疱里的淡黄色液体是什么物质?

临床上根据病程长短和发病缓急,将炎症分为超急性炎症、急性炎症、亚急性炎症和慢性炎症几种类型,其中急性炎症和慢性炎症最常见;亦可根据炎症的病变部位和引起炎症的原因分类,如大叶性肺炎、病毒性肝炎等;或者根据炎症局部基本病理变化分类,分为变质性炎、渗出性炎和增生性炎 3 种类型。以下着重从病理学角度介绍急性炎症和慢性炎症。

一、急性炎症类型

急性炎症起病急,进展快,病程持续时间常常仅几天,一般不超过1个月,症状明显,局部病变多以变质、渗出为主,浸润的炎症细胞主要为中性粒细胞。

(一)变质性炎

变质性炎以局部组织和细胞的变性、坏死为主要病变的炎症,而渗出和增生性反应相对较轻,常见于肝、肾、心、脑等实质性器官。如急性重型肝炎,肝细胞广泛坏死;流行性乙型脑炎时,神经细胞变性、坏死及脑软化灶形成等。

(二)渗出性炎

渗出性炎是指以渗出为主要病变的炎症,伴有不同程度的变质和增生。根据渗出物的主要成分和病变特点,一般将渗出性炎分为以下几种类型:

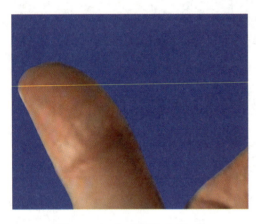

图 4-5　拇指浆液性炎

1. 浆液性炎　以浆液渗出为主,渗出的主要成分为血浆,含有3%~5%的蛋白质(主要为白蛋白),少量炎症细胞和纤维素。好发于疏松结缔组织、黏膜、浆膜、滑膜和皮肤等处。如皮肤Ⅱ度烧烫伤时,在表皮内和表皮下可形成水疱(图4-5);滑膜的浆液性炎如风湿性关节炎,可引起关节腔积液;浆液性渗出物弥漫浸润疏松结缔组织,局部可出现炎性水肿,如脚扭伤引起的局部炎性水肿。发生于黏膜的浆液性炎又称浆液性卡他性炎,是指渗出物沿黏膜表面顺势下流的意思,如感冒初期流的清涕。

浆液性炎的病变一般较轻,病因消除后浆液易于吸收。但特殊部位浆液渗出过多时,可导致较严重的后果。如喉炎时,严重的喉头水肿可致呼吸困难;胸膜腔和心包腔大量浆液渗出时,可压迫心脏、肺而影响其功能。

2. 纤维素性炎　以大量纤维蛋白原渗出为主,继而在病灶内形成纤维蛋白(纤维素)为特征。HE染色呈红染、相互交织的网状、条状或颗粒状,常混有中性粒细胞和坏死细胞碎片。纤维蛋白原大量渗出,说明血管壁损伤严重,通透性明显增加,多由某些细菌毒素(如白喉杆菌、痢疾杆菌和肺炎球菌的毒素)或各种内源性、外源性毒素引起。纤维素性炎主要发生于黏膜、浆膜和肺组织。

黏膜的纤维素性炎,常见于肠、咽、喉、气管等处黏膜,渗出的纤维素、中性粒细胞、坏死黏膜组织和病原菌等可在黏膜表面形成一层灰白色膜状物,称为假膜,又称假膜性炎,如白喉、细菌性痢疾。

浆膜的纤维素性炎,常见于胸膜、腹膜和心包膜。如风湿性心外膜炎时,由于心脏不停地搏动,使渗出于心包脏、壁两层表面的纤维素形成绒毛状物,故又称为"绒毛心",听诊时闻及心包摩擦音(图4-6)。纤维素性胸膜炎则闻及胸膜摩擦音(图4-7)。

肺的纤维素性炎,主要见于大叶性肺炎,病变肺叶的肺泡腔内的渗出物以纤维素为主。

纤维素性炎一般呈急性经过,纤维蛋白渗出量少时,可被中性粒细胞释放的蛋白水解酶降解,或被吞噬细胞搬运清除,或通过自然管道排出体外,病变组织修复。若纤维蛋白渗出过多,而中性粒细胞(其含蛋白水解酶)的渗出相对较少,可导致纤维蛋白不能被完全溶解、吸收,从而发生机化,则可引起浆膜增厚、粘连,从而影响器官的功能。

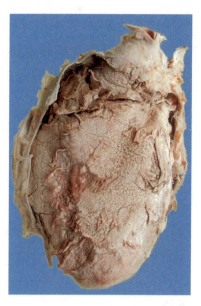

图4-6 绒毛心

渗出的纤维素附着在脏层心包膜表面呈绒毛状。

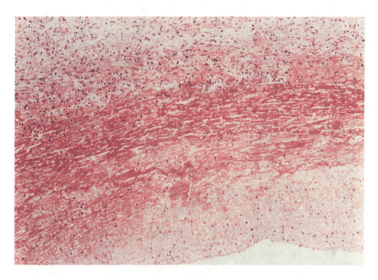

图4-7 纤维素性胸膜炎

胸膜脏层表面覆盖大量纤维素性渗出物。

 知识拓展

假膜性肠炎

假膜性肠炎易发生于大手术后及一些危重疾病和慢性消耗性疾病的病人,在应用广谱抗生素后,造成肠道菌群失调,使艰难梭菌异常繁殖,产生毒素而引起小肠或结肠黏膜的急性炎症,并在坏死的黏膜上形成假膜,故又称之为手术后肠炎、抗生素性肠炎。假膜性肠炎也可以见于休克、心力衰竭、尿毒症、结肠梗阻、糖尿病、白血病、再生障碍性贫血、心肺慢性疾病等。临床表现有发热、腹泻、腹痛、腹胀、毒血症和休克。可通过粪便常规细菌学检查发现病原菌,通过结肠镜检、腹部 X 线平片和超声诊断发现病变肠管。

3. 化脓性炎　以大量中性粒细胞渗出为主,并伴有不同程度的组织坏死和脓液形成为特征。多由葡萄球菌、链球菌、脑膜炎球菌、大肠杆菌等化脓菌感染引起,亦可由组织坏死继发感染产生。炎症病灶内的坏死组织被中性粒细胞崩解后释放的蛋白溶解酶溶解、液化的过程,称为化脓。脓性渗出物称为脓液,是一种混浊的凝乳状液体,呈灰黄色或黄绿色。脓液中的中性粒细胞大多数已变性、坏死,称为脓细胞。脓液中除含脓细胞外,还含有细菌、坏死组织碎片和少量浆液。由葡萄球菌引起的脓液较浓稠,由链球菌引起的脓液则较稀薄。根据发生的原因和部位不同,把化脓性炎分为脓肿、蜂窝织炎、表面化脓和积脓。

（1）脓肿:指器官或组织内的局限性化脓性炎症,其主要特征是组织发生溶解坏死,形成充满脓液的腔,即脓腔(图 4-8)。脓肿可发生于皮下和内脏。脓肿主要由金黄色葡萄球菌感染引起,该菌产生的血浆凝固酶可使渗出的纤维蛋白原转变为纤维蛋白,使病变局限。同时细菌产生毒素造成局部组织坏死,大量中性粒细胞浸润并释放蛋白水解酶将坏死组织溶解液化,形成含有脓液的脓腔。小的脓肿可逐渐吸收、消散,大的脓肿由于脓液过多,吸收困难,需要切开排脓或穿刺抽脓,而后由肉芽组织修复,形成瘢痕。

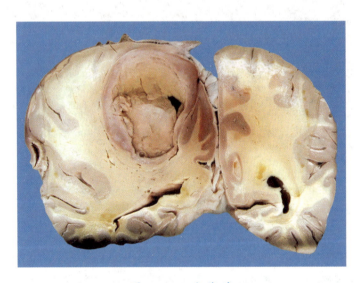

图 4-8　脑脓肿

疖是毛囊、皮脂腺及其周围组织所发生的脓肿,疖的中央部分液化后,脓液可以破溃流出。痈是多个疖的融合,在皮下脂肪和筋膜组织中形成许多相互沟通的脓肿,必须及时切开排脓。

（2）蜂窝织炎:是疏松结缔组织的弥漫性化脓性炎(图 4-9),常见于皮下组织、肌肉和阑尾。主要由溶血性链球菌引起,链球菌分泌的透明质酸酶能降解疏松结缔组织中的透明质酸,分泌的链激酶能溶解纤维素,因此,细菌容易通过组织间隙和淋巴管蔓延扩散。蜂窝织炎表现为炎症病变组织高度水肿和中性粒细胞弥漫浸润,与正常组织分界不清(图 4-10)。单纯的蜂窝织炎修复后一般不留痕迹,皮下组织及肌肉的蜂窝织炎常需多处切开引流。

（3）表面化脓和积脓:是指发生在黏膜或浆膜表面的化脓性炎。黏膜的化脓性炎又称脓性卡他性炎,中性粒细胞向黏膜表面渗出,深部组织的中性粒细胞浸润不明显。如化脓性尿道炎、化脓性支气管炎,渗出的脓液可沿尿道、支气管排出脓尿或脓痰。当化脓性炎发生在浆膜、胆囊和输卵管时,脓液则在浆膜腔、胆囊和输卵管内积存,称为积脓。

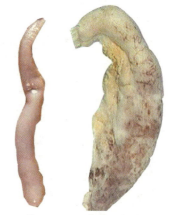

正常阑尾　病变阑尾

图 4-9　正常阑尾与病变肿胀的阑尾

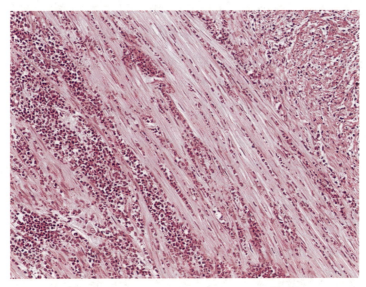

图 4-10　急性蜂窝织炎（镜下观）

阑尾平滑肌层见大量中性粒细胞浸润。

4. 出血性炎　是指炎症灶内血管壁损伤严重,红细胞大量漏出,导致渗出物中含有大量红细胞。常见于流行性出血热、钩端螺旋体病、鼠疫等。

（三）增生性炎

主要见于慢性炎症,但也有少数急性炎症是以细胞增生性改变为主,如毛细血管内增生性肾小球肾炎、伤寒等。

二、慢性炎症类型

慢性炎症起病缓慢,病程长,持续数周甚至数年,局部以增生为主,而变质和渗出较轻微。根据慢性炎症的形态学特点,将其分为两大类:一般慢性炎症（又称非特异性慢性炎）和肉芽肿性炎（又称特异性慢性炎）。

（一）一般慢性炎症

主要病变特点包括：①炎症灶内浸润的炎症细胞主要为淋巴细胞、浆细胞和单核－巨噬细胞，反映了机体对损伤的持续反应；②组织破坏，主要由炎症细胞的产物引起；③常有明显的纤维组织、血管以及上皮细胞、腺体或其他实质细胞的增生，以替代和修复损伤的组织。发生在黏膜组织的慢性炎症，由于致炎因子长期刺激，局部黏膜上皮、腺体和肉芽组织局限性增生及慢性炎症细胞浸润，形成向表面突出的带蒂肿物，称为炎性息肉。常见的有鼻息肉、肠息肉和子宫颈息肉等，大小数毫米到数厘米不等。局部组织炎性增生形成境界清楚的肿瘤样团块，称为炎性假瘤。肉眼和X线观察与肿瘤外形相似，常见于肺和眼眶，其本质是炎性增生，临床上需与肿瘤相鉴别。

（二）肉芽肿性炎

以炎症局部巨噬细胞及其演化细胞增生而形成境界清楚的结节状病灶，称为炎性肉芽肿。以肉芽肿形成为特征的慢性炎症，称为肉芽肿性炎。肉芽肿的直径一般为0.5~2mm。根据致病因素、形态特点不同可分为以下两类：

1. 感染性肉芽肿　常由生物病原体如结核杆菌、麻风杆菌、伤寒杆菌、梅毒螺旋体、血吸虫等引起，形成具有特殊形态结构的巨噬细胞性结节，如结核杆菌引起的结核肉芽肿（结核结节）、伤寒杆菌引起的伤寒肉芽肿（伤寒小结）、梅毒螺旋体引起的梅毒树胶样肿等。

结核病是由结核分枝杆菌引起的慢性肉芽肿性炎，其病变特征是形成结核结节，又称结核性肉芽肿。该肉芽肿中央为干酪样坏死，周围有增生的上皮样细胞和多核巨细胞。该巨细胞核排列规则，常位于细胞的周边，呈花环状或马蹄形，称为朗汉斯巨细胞。外周可见淋巴细胞和成纤维细胞围绕（图4-11）。

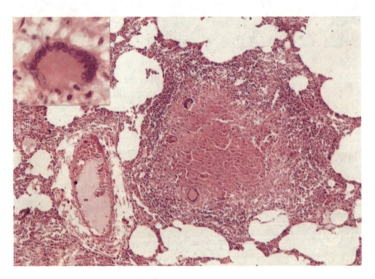

图 4-11　结核结节

2. 异物性肉芽肿　由外科缝线、粉尘、滑石粉、木刺等异物引起，病变的中心为异物，周围为数量不等的巨噬细胞、异物巨细胞、成纤维细胞和淋巴细胞等，形成结节状病灶（图4-12），异物巨细胞核排列不规则，常杂乱无章地分布于细胞内。

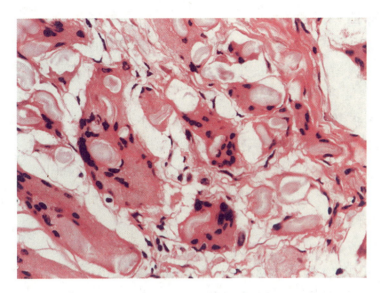

图 4-12　异物肉芽肿
主要由异物巨细胞构成。

第五节　炎症的结局

炎症过程中,致炎因子引起的损伤与机体抗损伤反应决定着炎症的发生、发展和结局。大多数急性炎症经过适当治疗能够痊愈,少数可迁延为慢性炎症,极少数可蔓延扩散到全身。

一、痊　　愈

由于机体抵抗力较强,或经过适当治疗,病变组织完全恢复原来的结构和功能,称为完全痊愈。如果炎症组织坏死范围较广,由肉芽组织修复,留下瘢痕,不能完全恢复原有的结构和功能,称为不完全痊愈。

二、迁延不愈或转为慢性

在机体抵抗力低下或治疗不彻底,致炎因子在机体内持续存在或反复作用,且不断损伤组织,造成炎症过程迁延不愈,使急性炎症转化为慢性炎症,病情可时轻时重。如慢性病毒性肝炎、慢性胆囊炎等。

三、蔓 延 扩 散

当机体抵抗力低下,或病原微生物毒力强、数量多的情况下,病原微生物可不断繁殖并直接沿组织间隙或脉管系统向周围和全身组织、器官扩散。

（一）局部蔓延

炎症局部的病原微生物可经组织间隙或自然管道向周围组织和器官扩散蔓延。如气管炎沿支气管播散引起肺炎，急性膀胱炎可向上蔓延引起输尿管炎或肾盂肾炎。炎症局部蔓延可形成糜烂、溃疡、瘘管、窦道和空洞。

（二）淋巴道扩散

急性炎症的渗出液可通过淋巴液回流至淋巴结。其中所含的病原微生物也可沿淋巴液扩散，引起淋巴管炎和局部淋巴结炎。如足部感染时腹股沟淋巴结可肿大，在足部感染灶和肿大的腹股沟淋巴结之间出现红线，即为淋巴管炎。病原微生物可进一步通过淋巴系统入血，引起血行蔓延。

（三）血道扩散

炎症灶内的病原微生物可直接或通过淋巴道侵入血液循环，病原微生物的毒性产物也可进入血液循环，引起菌血症、毒血症、败血症和脓毒败血症等。

1. 菌血症　细菌由局部病灶入血，血细菌培养阳性，但无全身中毒症状，称为菌血症。一些感染性疾病的早期可见菌血症，如大叶性肺炎和流行性脑脊髓膜炎。

2. 毒血症　细菌的毒素或毒性产物被吸收入血，引起全身中毒症状，称为毒血症。临床上出现高热、寒战等中毒症状，同时伴有心、肝、肾等实质细胞的变性或坏死，但血细菌培养阴性。严重者可出现中毒性休克。

3. 败血症　细菌由局部病灶入血后，大量繁殖并产生毒素，引起全身中毒症状和病理变化，称为败血症。病人除有毒血症临床表现外，还常出现皮肤、黏膜的多发性出血斑点，脾大及淋巴结肿大等，血细菌培养阳性。

4. 脓毒败血症　由化脓菌引起的败血症。脓毒败血症除化脓菌引起的败血症表现外，可在全身一些脏器中出现多发性栓塞性脓肿，或称转移性脓肿，称为脓毒血症或脓毒败血症。

> **本章小结**
>
> 本章学习的重点是炎症的基本病理变化：变质、渗出和增生，炎症的局部表现与全身反应；渗出液与漏出液的鉴别；炎症的病理类型及其病变特点，重点是渗出性炎，分为浆液性炎、纤维素性炎、化脓性炎和出血性炎。急性炎症的结局有痊愈、迁延为慢性炎症和蔓延扩散，蔓延扩散包括局部蔓延以及自然管道、淋巴道和血道播散。学习难点为炎症时渗出的机制，炎症介质在炎症中的作用；炎性息肉、炎性假瘤、炎性肉芽肿的区别。增生性炎多为慢性炎症，可分为一般慢性炎和肉芽肿性炎，前者为非特异性增生性炎，有时可形成炎性息肉和炎性假瘤，后者为特异性增生性炎，分为感染性肉芽肿和异物性肉芽肿。在学习过程中应注意炎症不是独立性疾病，而是一种重要的病理过程。其中变质是损伤过程，而渗出和增生则是抗损伤和修复过程，因此，炎症对机体具有重要的保护作用，但是，在一定情况下，炎症对机体也可引起不同程度的危害。

（盛文杰）

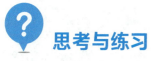

思考与练习

1. 请举例说明常见渗出性炎症有哪些?
2. 炎症局部的临床表现和全身反应有哪些?
3. 渗出液和漏出液的区别有哪些?
4. 什么叫化脓性炎症? 请举例说明化脓性炎症有哪些类型?

第五章 | 肿 瘤

05章 数字资源

学习目标

1. 掌握肿瘤、异型性、癌、肉瘤、癌前病变、异型增生、原位癌的概念；肿瘤的生长与扩散；肿瘤的一般命名原则；良、恶性肿瘤的区别；肿瘤对机体的影响；癌和肉瘤的区别。
2. 熟悉肿瘤的一般形态；常见肿瘤的主要病理特点。
3. 了解肿瘤的病因和发病机制。
4. 学会用所学知识进行肿瘤预防科普宣传，防患于未然。
5. 具有严谨的科学态度和工作作风。

肿瘤是以细胞异常增殖为特点的一大类常见病、多发病，按其生物学特征和对机体危害性大小，可分为良性肿瘤和恶性肿瘤两大类。其中恶性肿瘤就是人们平常所说的癌症，对人类健康危害最为严重。近年统计资料显示，我国城市居民疾病死因第一位的是恶性肿瘤，农村居民恶性肿瘤居疾病死因的第三位，其中肺癌、肝癌、胃癌、食管癌、结直肠癌、乳腺癌等为主要的恶性肿瘤。恶性肿瘤不仅仅威胁着病人的生命，同时给病人带来躯体的痛苦、精神的压力和沉重的经济负担。因此，肿瘤的诊断、预防、治疗是医学科学十分重要的组成部分。

第一节　肿瘤的概念

 导入案例

病人，女，40岁。因"右侧乳房外上象限肿块"入院。查体：右侧乳房外上象限直径约1cm大小肿块一个，质地较硬，活动度差，与周围组织有粘连，压之无疼痛感。乳房表面无橘皮征、无酒窝征,乳头无溢液。同侧腋窝淋巴结肿大。乳腺X射线摄影检查示:乳腺内分叶状肿块,边缘清楚不规整,可见毛刺状,其内见细小砂粒样钙化聚集。

请思考:

该病人肿物可能的诊断是什么?依据是什么?

肿瘤(tumor)是机体在各种致瘤因素的作用下,局部细胞异常增殖而形成的新生物,这种新生物常表现为局部的肿块。

肿瘤的形成,是机体在致瘤因子作用下细胞发生了基因水平的异常调控而异常增殖的结果,这种增殖称为肿瘤性增生。正常的细胞增生,病理状态下的代偿性、内分泌性、修复性、炎症性增生等,是符合机体正常需要的细胞增殖,称之为非肿瘤性增生。肿瘤性增生和非肿瘤性增生有着本质上的区别,区别两种增生,具有重要意义。肿瘤性增生与非肿瘤性增生具体的特征见表5-1。

表5-1　肿瘤性增生与非肿瘤性增生的区别

项目	肿瘤性增生	非肿瘤性增生
原因	致瘤因素作用下细胞基因水平调控异常	生理性、病理性、修复性、炎症性符合需要的增生
特点	细胞生长旺盛,相对无限制生长,病因去除后,持续性增生	细胞为有限增生,病因去除后,增生停止
结果	细胞分化不成熟,组织形态结构与正常存在不同程度差异	细胞分化成熟,组织形态结构与正常无差异

第二节　肿瘤的特性

一、一般形态与组织结构特点

(一)一般形态

1. 形状　肿瘤的形状多种多样,与其发生部位、组织类型、生长方式、良恶性质有关。如分叶状、息肉状、乳头状、结节状、溃疡状、浸润性、囊状等(图5-1)。

2. 数目　肿瘤通常大多为一个(单发肿瘤),也可以同时或先后发生多个原发肿瘤(多发肿瘤),如多发性子宫平滑肌瘤、多发性脂肪瘤。

3. 大小　肿瘤的体积大小不一,与生长部位、生长时间及良恶性质有一定的关系。极小的肿瘤肉眼观察难以查见,需在显微镜下才能观察到,如原位癌。大的肿瘤,重量可达数千克甚至数十千克,如卵巢囊腺瘤。一般发生在体表或体腔(腹腔)内的肿瘤,由于生长空间大,体积可以很大;发生在密闭的狭窄腔道(如椎管、颅腔)内的肿瘤,由于生长受限,体积较小。恶性肿瘤因生长迅速,较早发生转移,甚至危及生命,一般体积较小。

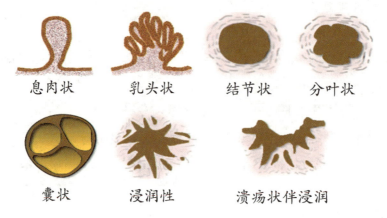

息肉状　　乳头状　　结节状　　分叶状

囊状　　浸润性　　溃疡状伴浸润

图 5-1　肿瘤的常见形状和生长方式模式图

4. 颜色　肿瘤的颜色与组织来源及瘤细胞的产物颜色有关。如纤维瘤呈灰白色;脂肪瘤呈黄色;血管瘤呈红色;黑色素瘤细胞产生黑色素,可使肿瘤呈黑色。肿瘤组织如继发出血、坏死、感染等,可使肿瘤原来的颜色发生变化。

5. 质地　肿瘤的质地与肿瘤的组织来源、实质与间质的比例等有关。如脂肪瘤质地较软、骨肿瘤质硬。实质多于间质的肿瘤一般较软,反之则较硬。

(二)组织结构特点

肿瘤的组织结构多种多样,是组织病理学的重要内容,也是肿瘤组织病理诊断的基础。肿瘤组织分肿瘤实质和间质两部分。

1. 肿瘤实质　肿瘤细胞构成肿瘤实质,其细胞形态、组织结构及其产物是判断肿瘤分化方向、进行肿瘤组织学分类的主要依据。

2. 肿瘤间质　一般由结缔组织和血管组成,对肿瘤实质起着营养和支持作用。肿瘤间质内常可见淋巴细胞浸润,可能与机体对肿瘤组织的免疫反应有关。肿瘤间质无神经分布,故临床上要高度警惕无痛性肿块。

二、肿瘤的分化与异型性

(一)肿瘤的分化

机体的细胞、组织从幼稚发育到成熟的过程称为分化(differentiation)。肿瘤组织在形态和功能上表现出的与正常组织的相似之处,称为肿瘤的分化,相似的程度称为肿瘤的分化程度。如果肿瘤的组织形态和功能与正常组织的形态和功能比较相似性大,说明其分化程度高或分化好;如果与正常组织的形态和功能相似性小,说明其分化程度低或分化差。

（二）肿瘤的异型性

肿瘤的细胞形态和组织结构与相应起源正常组织相比有不同程度的差异,这种差异称为肿瘤的异型性(atypia)。分化程度高低决定肿瘤的异型性大小,肿瘤的异型性反映肿瘤组织的分化程度。肿瘤细胞分化程度越高,与起源正常组织差异越小,异型性越小,恶性程度越低;肿瘤细胞分化程度越低,与起源正常组织差异越大,异型性越大,恶性程度越高。异型性是判断肿瘤良、恶性的重要组织学依据。肿瘤的异型性包括肿瘤细胞异型性和组织结构异型性两个方面。

1. 肿瘤细胞的异型性　良性肿瘤细胞的异型性很小,恶性肿瘤细胞的异型性大,异型性越大,恶性程度就越高。一般恶性肿瘤细胞的异型性表现如下:

（1）瘤细胞的异型性:肿瘤细胞通常比起源细胞大,且大小和形态不一致(多形性),可出现瘤巨细胞。但有些恶性肿瘤,其肿瘤细胞较正常起源细胞小,类似原始小细胞,大小和形态比较一致,此类肿瘤细胞分化程度极低,恶性程度极高。

（2）瘤细胞核的异型性:①肿瘤细胞核的体积增大,胞核相对于细胞质比例增大;②核的形状差异大,可出现巨核、双核、多核或奇异形核;③核染色加深,染色质常呈粗颗粒状,分布不均匀;④核仁明显,数目增多,核膜增厚;⑤核分裂象增多,常出现不对称性、三极性、四极性、多极性或顿挫性等病理性核分裂象(pathologic mitosis)(图5-2)。病理性核分裂象通常是恶性肿瘤的重要特征,在区别良、恶性肿瘤上有重要意义。

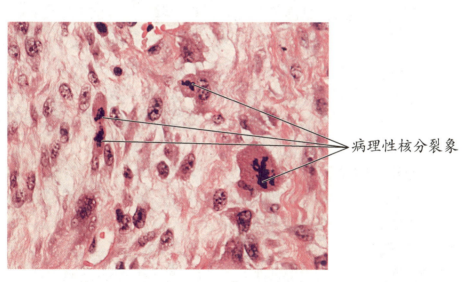

病理性核分裂象

图 5-2　恶性肿瘤细胞及细胞核的异型性

（3）瘤细胞质的改变:由于核蛋白体增多,瘤细胞胞质染色嗜碱性增强。

2. 组织结构的异型性　肿瘤组织结构的异型性是指肿瘤组织在空间排列方式与其起源正常组织的差异。无论良、恶性肿瘤,均有不同程度的组织结构异型性。良性肿瘤如纤维瘤,瘤细胞和正常纤维细胞很相似,但其排列与正常纤维组织不同,呈编织状。恶性肿瘤如腺癌,腺上皮形成大小不等、形状不规则的腺体或腺样结构,甚至无腺腔形成,而呈实心条索状的癌细胞巢。

三、肿瘤的生长与扩散

（一）肿瘤的生长

1. 生长速度　不同肿瘤的生长速度差别很大。良性肿瘤分化好，机体免疫反应较强，瘤体内血管少，生长一般较缓慢，生长时间可达数年甚至数十年。恶性肿瘤分化差，机体免疫反应差，瘤体内血管多，生长较快，特别是分化程度极差的恶性肿瘤，在短期内可形成明显肿块。如果良性肿瘤生长速度突然加快，应警惕发生恶变的可能。

2. 生长方式

（1）膨胀性生长：为多数良性肿瘤的生长方式。呈膨胀性生长方式的肿瘤不侵袭周围组织，通过推挤周围组织获取生长空间，此种方式肿瘤生长缓慢。膨胀性生长方式的特点：①推挤但不破坏周围正常组织；②在肿瘤周围形成被膜，故与周围组织分界清楚；③触诊时活动度大；④手术容易切除；⑤术后不易复发。

（2）浸润性生长：为多数恶性肿瘤的生长方式。呈浸润性生长方式的肿瘤侵袭破坏周围组织，还可侵入淋巴管或血管。浸润性生长方式的特点：①侵袭破坏周围组织；②无完整被膜，与周围组织分界不清；③触诊时活动度小；④手术切除范围大且不易切除干净；⑤术后易复发。

（3）外生性生长：生长在体表、体腔、管道器官腔面的肿瘤，向表面形成突起，常呈乳头状、息肉状或菜花状等，这种生长方式称为外生性生长。外生性生长方式的特点：①良性和恶性肿瘤都可呈外生性生长；②良性肿瘤为单纯性外生性生长，不侵袭破坏深部组织；③恶性肿瘤在发生外生性生长的同时，其基底部往往侵袭破坏深部组织，此时为浸润性外生性生长；④由于生长迅速，肿瘤中央部供血相对不足，肿瘤组织易坏死脱落而在肿瘤表面形成恶性溃疡。

（二）肿瘤的扩散

肿瘤的扩散是恶性肿瘤重要的生物学特征之一，扩散方式包括直接蔓延和转移。

1. 直接蔓延　随着恶性肿瘤不断长大，肿瘤细胞常常沿着周围组织间隙、淋巴管、血管或神经束连续地浸润生长，破坏邻近组织或器官，这种现象称为直接蔓延。如宫颈癌晚期可直接蔓延到直肠和膀胱。

2. 转移　恶性肿瘤细胞从原发部位侵入淋巴管、血管或体腔，迁徙到其他部位，继续生长，形成与原发瘤同样类型的肿瘤，这个过程称为转移。原发部位的肿瘤称为原发性肿瘤；通过转移所形成的肿瘤称为转移性肿瘤，又叫继发肿瘤。转移是恶性肿瘤的特点，但并非所有的恶性肿瘤都会发生转移。如皮肤的基底细胞癌，多在局部形成破坏，很少发生转移。恶性肿瘤的转移途径有淋巴道转移、血道转移、种植性转移。

（1）淋巴道转移：是癌常见的转移途径。肿瘤细胞侵入淋巴管，随淋巴循环到达局部淋巴结。如乳腺癌可转移到同侧腋窝淋巴结，使淋巴结肿大，质地变硬，切面常呈灰白色；瘤细胞还可以继续转移到下一站淋巴结，最后经胸导管进入血流，继发血道转移（图5-3）。

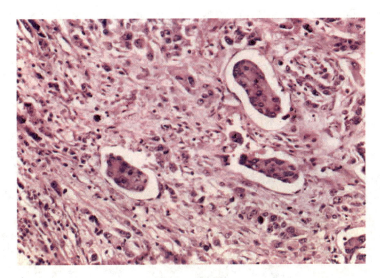

图 5-3 肿瘤的淋巴道转移
侵入扩张淋巴管的癌细胞团。

（2）血道转移：是肉瘤和晚期癌常见的转移途径。瘤细胞侵入血管后,可随血流到达远处的器官,继续生长,形成转移瘤。由于静脉管壁薄,管腔内压力较低,所以瘤细胞多经静脉入血,少数也可经淋巴管入血。血道转移的途径与栓子运行途径相同:侵入体循环静脉的瘤细胞经右心到肺,在肺内形成转移瘤,如骨肉瘤的肺转移;侵入门静脉系统的瘤细胞到达肝,在肝内形成转移瘤,如胃癌、肠癌的肝转移;侵入肺循环静脉的瘤细胞,可经左心随主动脉血到达全身各器官,发生广泛转移,如原发性肺癌的血道转移。

恶性肿瘤可以通过血道转移累及多个器官,但最常受累的脏器是肺,其次是肝。临床上判断有无血道转移,以确定病人的临床分期和治疗方案时,应作肺及肝的影像学检查（图 5-4）。

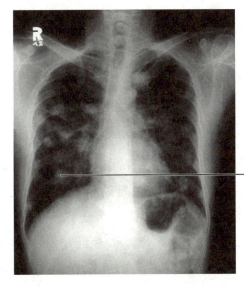

双肺多个大小较为一致的圆形癌结节，边界清楚

图 5-4 肺内的血道转移癌的 X 线照片

（3）种植性转移：发生于胸、腹腔等体腔内器官的恶性肿瘤，侵及器官表面时，瘤细胞可以脱落，像播种一样种植在体腔其他器官的表面，形成多个转移性肿瘤，这种播散方式称为种植性转移。如胃肠道黏液癌侵及浆膜后，可种植到大网膜、腹膜、卵巢等器官。卵巢常受累，可表现为双侧卵巢长大，有多个黄白色结节（图 5-5），镜下见富有黏液的印戒样癌细胞弥漫浸润。

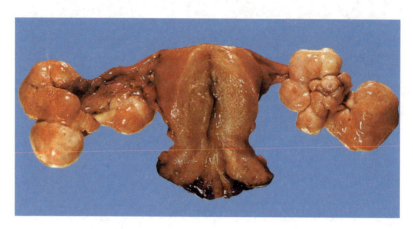

图 5-5　卵巢的转移性腺癌
胃肠道癌侵及浆膜后，种植转移到卵巢，有多个黄白色结节。

浆膜腔的种植性转移常伴血性浆液性积液，临床上抽取积液可做细胞学检查，常可查到癌细胞。进行手术操作时应注意防止发生医源性肿瘤种植性转移。

四、肿瘤的复发

肿瘤经过治疗后，残留在体内的瘤细胞又生长繁殖，在原发部位重新生长成与原发瘤性质相同的肿瘤，称为肿瘤的复发。良性肿瘤多数由于边界清楚，容易完整切除，较少复发；恶性肿瘤由于多呈浸润性生长，其瘤细胞不易完全清除，较易复发。

 知识拓展

肿瘤的分级与分期

病理学上用级或分级来描述恶性肿瘤的恶性程度。比较常用的是三级分级法：Ⅰ级为高分化，分化良好，恶性程度低；Ⅱ级为中分化，中度恶性；Ⅲ级为低分化，恶性程度高。

病理学上用分期来描述恶性肿瘤的生长范围和播散程度。目前国际上通用的是TNM 分期系统法：T 指肿瘤原发灶情况。随着肿瘤体积的增加和邻近组织受累范围的增加，依次用 T_1-T_4 来表示，Tis 代表原位癌；N 指区域淋巴结受累情况。淋巴结未受累时，用 N_0 表示，随着淋巴结受累程度和范围的增加，依次用 N_1-N_4 表示；M 指远处转移，通常是血道转移。没有远处转移者用 M_0 表示,有远处转移者用 M_1 表示。肿瘤体积越大,生长范围和播散程度越广,预后越差。

肿瘤的分级与分期是临床上制定治疗方案和估计预后的重要指标。一般来说,分级和分期越高,生存率越低。

第三节　肿瘤对机体的影响

肿瘤对机体的影响主要取决于肿瘤的性质、生长部位和生长时间等。

一、良性肿瘤对机体的影响

良性肿瘤分化好,生长缓慢,在局部生长,包膜完整,不浸润破坏周围组织,不转移,故一般对机体的影响相对较小,主要表现为局部压迫和阻塞症状。这些症状的有无或严重程度,主要与肿瘤发生部位和继发变化有关。体表良性肿瘤一般对机体无明显影响。但良性肿瘤发生在腔道或重要器官也会引起严重后果,如颅内脑膜瘤,可压迫脑组织、阻塞脑室系统而引起颅内压升高等相应神经系统症状;椎管内良性肿瘤可压迫脊髓,严重者可出现肢体瘫痪。良性肿瘤有时可发生继发性改变,对机体带来不同程度的影响,如子宫黏膜下肌瘤常伴有子宫内膜浅表糜烂或溃疡,可引起出血和感染。

二、恶性肿瘤对机体的影响

恶性肿瘤分化差,生长迅速,浸润并破坏器官的结构和功能,还可发生转移,对机体的影响严重,治疗效果不理想,病人的生存率低,死亡率高。恶性肿瘤除可引起局部压迫和阻塞症状外还易并发坏死、出血、穿孔、溃疡等;肿瘤产物或合并感染可引起发热;肿瘤累及局部神经,可引起顽固性疼痛;晚期恶性肿瘤病人,往往发生癌症性恶病质,表现为严重消瘦、贫血、厌食和全身衰竭的状态。

一些非内分泌腺肿瘤,可以产生和分泌激素或激素类物质,称为异位激素,如促肾上腺皮质激素(ACTH)、生长激素(GH)、甲状旁腺素(PTH)等,引起内分泌症状,称为异位内分泌综合征。如小细胞肺癌可产生促肾上腺皮质激素,引起类库欣综合征的表现。异位内分泌综合征属于副肿瘤综合征的一种表现。副肿瘤综合征是指肿瘤的产物(如异位激素)或异常免疫反应(如交叉免疫反应)或其他不明原因等引起,表现为内分泌、造血、消化、神经、皮肤、肾脏、肌肉及骨关节等系统的异常,如高血钙、痛风、低血糖、自身免疫性疾病、黑棘皮病、肌无力、肥大性骨关节病及红细胞增多症等。副肿瘤综合征的意义在于它可能是一些隐匿性肿瘤的早期表现,通过进一步检查可以及时发现肿瘤。

第四节　良、恶性肿瘤的区别

区别良、恶性肿瘤对于肿瘤的正确诊断、合理治疗及判断预后具有非常重要的意义。如将恶性肿瘤误诊为良性,就会贻误早期治疗时机,或者造成复发和转移,甚至危及病人的生命。良性肿瘤与恶性肿瘤的区别见表5-2。

表5-2　良性肿瘤与恶性肿瘤的区别

项目	良性肿瘤	恶性肿瘤
分化程度	分化好,异型性小	分化差,异型性大
核分裂象	无或少,不见病理性核分裂象	多,可见病理性核分裂象
生长速度	缓慢	较快
生长方式	膨胀性生长或外生性生长	浸润性生长或外生性生长
继发改变	少见	常见,如出血、坏死、溃疡形成等
转移	不转移	可转移
复发	不复发或很少复发	易复发
对机体影响	较小,主要为局部压迫或阻塞	较大,除压迫或阻塞外,侵袭破坏原发部位和转移部位的组织;可出现坏死、出血、感染、疼痛、恶病质等

判断良、恶性肿瘤的依据是多方面的。如血管瘤虽为良性肿瘤,但没有包膜;基底细胞癌虽为恶性肿瘤,却很少发生转移。还有一些肿瘤的组织形态和生物学行为介于良恶性之间,称为交界性肿瘤,如卵巢交界性浆液性囊腺瘤。有些交界性肿瘤有发展为恶性的倾向;有些其恶性潜能目前尚难以确定,有待通过长时间研究,进一步了解其生物学行为。

第五节　肿瘤的命名与分类

一、肿瘤的命名

(一)肿瘤的一般命名原则

1. 良性肿瘤的命名　各种组织或细胞的良性肿瘤统称为瘤。命名原则:生长部位 + 起源组织 + 瘤,如来源于子宫平滑肌的良性肿瘤称为子宫平滑肌瘤,皮下脂肪组织的良性肿瘤称为皮下脂肪瘤。有时结合肿瘤形态特点命名,如结肠息肉状腺瘤、膀胱乳头状瘤等。

2. 恶性肿瘤的命名　恶性肿瘤根据其组织来源不同,主要可分为癌和肉瘤两大类。

（1）癌:来源于上皮组织的恶性肿瘤统称为癌。命名原则:生长部位 + 上皮组织 + 癌。如乳腺腺上皮的恶性肿瘤称为乳腺癌,皮肤鳞状上皮的恶性肿瘤称为皮肤鳞状细胞癌。

（2）肉瘤:来源于间叶组织的恶性肿瘤统称为肉瘤。间叶组织包括纤维组织、脂肪、肌肉、脉管、骨、软骨等,命名原则:生长部位 + 间叶组织 + 肉瘤。如股骨骨肉瘤、皮下脂肪肉瘤。平常所谓的癌症泛指所有的恶性肿瘤,包括癌和肉瘤,并不是一种命名名称。

癌与肉瘤都是恶性肿瘤,但两者的病理及临床特点有一定的区别,两者的区别对于临床上的诊治有重要意义,两者区别见表5-3。

表5-3　癌与肉瘤的区别

项目	癌	肉瘤
组织来源	上皮组织	间叶组织
发病率	较高,约为肉瘤的9倍,多见于40岁以后成年人	较低,有些类型主要发生在年轻人或儿童;有些类型主要见于中老年人
肉眼观察	质较硬,色灰白,较干燥	质软,色灰红,鱼肉状,较湿润
镜下观察	癌细胞多形成癌巢,实质与间质分界清,纤维组织常有增生	肉瘤细胞多弥漫分布,实质与间质分界不清,间质内血管丰富,纤维组织少
网状纤维	见于癌巢周围,癌细胞间多无网状纤维	肉瘤细胞间多有网状纤维
转移	多经淋巴道转移	多经血道转移

（二）肿瘤的特殊命名

1. 以"瘤"字结尾的恶性肿瘤　如黑色素瘤、精原细胞瘤等。

2. 以"母细胞"命名的肿瘤　有些肿瘤的形态与某种幼稚组织或细胞的形态相似,称为母细胞瘤,大多数为恶性肿瘤,如神经母细胞瘤、视网膜母细胞瘤、髓母细胞瘤、肾母细胞瘤等。少数为良性肿瘤,如骨母细胞瘤、软骨母细胞瘤等。

3. 在肿瘤名称前加"恶性"　如恶性畸胎瘤、恶性脑膜瘤等。

4. 按习惯命名的肿瘤　如白血病、葡萄胎等。

5. 以人名命名的恶性肿瘤　如霍奇金淋巴瘤、尤因肉瘤等。

二、肿瘤的分类

肿瘤以其组织发生为依据分类,每一类又分为良性、恶性两大类,详见表5-4。

表5-4 肿瘤分类表

起源组织	良性肿瘤	恶性肿瘤
上皮组织		
鳞状细胞	鳞状细胞乳头状瘤	鳞状细胞癌
基底细胞		基底细胞癌
腺上皮细胞	腺瘤	腺癌
尿路上皮(移行细胞)	尿路上皮乳头状瘤	尿路上皮细胞癌
间叶组织		
纤维组织	纤维瘤	纤维肉瘤
脂肪组织	脂肪瘤	脂肪肉瘤
平滑肌	平滑肌瘤	平滑肌肉瘤
横纹肌	横纹肌瘤	横纹肌肉瘤
血管	血管瘤	血管肉瘤
淋巴管	淋巴管瘤	淋巴管肉瘤
骨和软骨	骨瘤、软骨瘤	骨肉瘤、软骨肉瘤
滑膜	滑膜瘤	滑膜肉瘤
间皮	间皮瘤	恶性间皮瘤
淋巴造血组织		
淋巴细胞		淋巴瘤
造血细胞		白血病
神经组织和脑脊膜		
胶质细胞		弥漫性星形细胞瘤
神经细胞	神经节细胞瘤	神经母细胞瘤、髓母细胞瘤
脑脊膜	脑膜瘤	恶性脑膜瘤
神经鞘细胞	神经鞘瘤	恶性神经鞘瘤
其他肿瘤		
黑色素细胞	色素痣	(恶性)黑色素瘤
胎盘滋养叶细胞	葡萄胎	恶性葡萄胎、绒毛膜上皮癌
生殖细胞		精原细胞瘤、无性细胞瘤
性腺或胚胎剩件中的全能细胞	成熟畸胎瘤	不成熟畸胎瘤

第六节　癌前病变、异型增生、原位癌和早期浸润癌

一、癌前病变

癌前病变（precancerous）是指一些有癌变潜在可能性，若长期不愈可能发展为癌的良性病变。常见的癌前病变有：黏膜白斑、纤维囊性乳腺病、慢性子宫颈炎、家族性腺瘤性息肉病、慢性萎缩性胃炎伴肠上皮化生、皮肤慢性溃疡、慢性溃疡性结肠炎等。早期发现并及时治愈这类病变，对于预防癌的发生有重要意义。

二、异型增生

异型增生（dysplasia）是指上皮细胞增生并出现异型性，但还不足以诊断为癌，又称为非典型增生。根据异型程度和累及上皮的范围分为轻、中、重三级。①轻度：异型性较小，累及上皮层的下 1/3；②中度：累及上皮层的下 2/3；③重度：异型性较大，累及上皮层的 2/3 以上，但未至全层。临床上一般认为，轻度异型增生可恢复正常，中、重度则较难逆转。

 知识拓展

上皮内瘤变

临床上描述上皮从异型增生发展到原位癌的这一连续过程，常用上皮内瘤变这一概念。主要针对上皮，包括被覆上皮（鳞状上皮和移行上皮）和腺上皮。轻度异型增生称为上皮内瘤变Ⅰ级；中度异型增生称为上皮内瘤变Ⅱ级；重度异型增生和原位癌称为上皮内瘤变Ⅲ级。

三、原　位　癌

原位癌（carcinoma in situ）是指癌细胞仅限于上皮全层，但没有突破基底膜向下浸润，常见于子宫颈、食管、皮肤等鳞状上皮覆盖的部位（图 5-6）。原位癌如能及时发现、及时治疗可防止其发展为浸润癌，并且可完全治愈。肿瘤研究、防治的一个重要工作就是建立早期发现原位癌的技术方法。

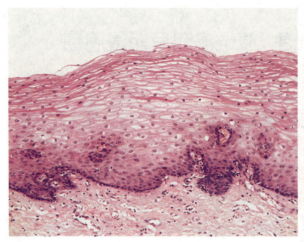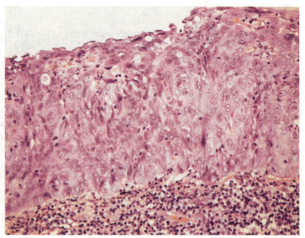

图 5-6　正常鳞状上皮和鳞状细胞原位癌的比较

四、早期浸润癌

　　早期浸润癌是指癌细胞突破基底膜,发生表浅浸润,但浸润深度不超过基底膜下5mm 时,称为早期浸润癌。如果及时治疗,预后较好。

　　正确认识癌前病变、异型增生、原位癌与早期浸润癌,是早期发现、早期诊断和早期治疗肿瘤的重要环节,对肿瘤的防治具有重要意义。

第七节　常见肿瘤举例

一、上皮组织肿瘤

（一）上皮组织良性肿瘤

　　1. 乳头状瘤　起源于被覆上皮,常见于皮肤、膀胱、喉、外耳道、阴茎等处。呈外生性生长,形成多个乳头状或指状突起。镜下观察:乳头的中轴部为血管和结缔组织,表面被覆增生的瘤细胞(图 5-7)。发生于外耳道、阴茎、膀胱的乳头状瘤易发生恶变。

　　2. 腺瘤　起源于腺上皮,常见于甲状腺、乳腺、胃肠道、卵巢等部位。根据腺瘤的组成成分与形态特点,可将其分为以下几种类型:

　　（1）管状腺瘤:多发生于胃肠道黏膜,呈息肉状,有蒂与黏膜相连,可单发也可多发。其中结肠的多发性息肉常有家族遗传性,易早期发生癌变。

　　（2）纤维腺瘤:多见于女性乳腺,常为单个,呈结节状或分叶状,有包膜且界限清楚,呈灰白色。镜下观察:乳腺导管及周围纤维组织均增生。

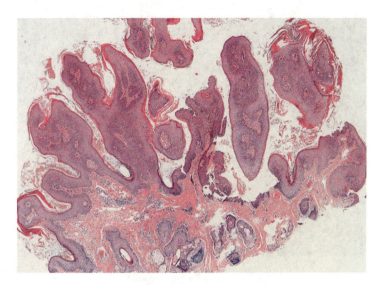

图 5-7　鳞状细胞乳头状瘤（皮肤）

（3）囊腺瘤：常见于卵巢等部位。多为单侧，肿瘤表面常呈结节状，切面可见大小不等的囊腔，瘤细胞可向囊腔内呈乳头状增生，形成乳头状囊腺瘤。其中卵巢浆液性乳头状囊腺瘤易发生癌变。

（4）多形性腺瘤：也称混合瘤，常发生于分泌唾液的涎腺，肿瘤呈结节状，有包膜。镜下观察：肿瘤组织中有腺管、鳞状上皮、黏液样基质和软骨样组织等多种成分。切除易复发，多次复发可恶变。

（二）上皮组织恶性肿瘤

癌是上皮组织发生的恶性肿瘤，多见于 40 岁以上人群，是临床上最常见的恶性肿瘤。依据其来源不同，常见有以下几种类型：

1. 鳞状细胞癌　简称鳞癌，常发生于有鳞状上皮覆盖的部位，如皮肤、口腔、鼻咽、食管、阴道、外阴、阴茎、子宫颈等处，也可发生于非鳞状上皮被覆的部位，如支气管、胆囊、肾盂等处。肉眼观察：多呈菜花状，可发生组织坏死脱落而形成溃疡。镜下观察：癌组织形成片块状、条索状癌巢。高分化鳞癌可在癌巢中出现层状或呈同心圆状的红染角化物，称为角化珠（图 5-8），细胞间可见细胞间桥。低分化鳞癌则无角化珠形成，细胞间桥少或无。

2. 腺癌　起源于腺上皮，常发生于乳腺、胃肠道、肝、胆囊等处。肿瘤多呈息肉状、溃疡状或结节状等。镜下观察：分化较好的可形成大小不等、形态不规则的腺管样结构，称管状腺癌。分化较差的形成实性癌巢，若癌巢小而少，间质纤维结缔组织占优势，质地硬，称为硬癌；以癌巢占优势，间质少，质地软如脑髓，称髓样癌或软癌；胃肠道腺癌分泌大量黏液，堆积在腺腔内，称黏液癌；黏液聚集于癌细胞内，将核挤向一侧，癌细胞形似戒指，称印戒细胞癌，此型恶性程度较高，预后不佳。

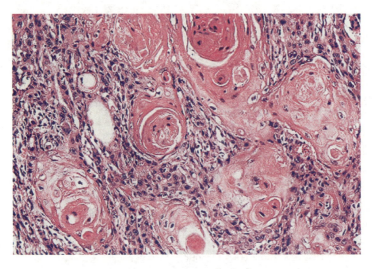

图 5-8　鳞状细胞癌
可见大量角化珠。

二、间叶组织肿瘤

（一）间叶组织良性肿瘤

间叶组织良性肿瘤的种类很多,其中比较常见的有平滑肌瘤、脂肪瘤、纤维瘤、血管瘤。

1. 平滑肌瘤　为最常见的良性肿瘤,常发生于子宫。肉眼观察:呈球形或结节状,可无包膜,切面呈灰白色,呈编织状或旋涡状。镜下观察:瘤体由形态较一致的平滑肌样的梭形瘤细胞构成,呈纵横交错的束状排列。

2. 脂肪瘤　多发于皮下脂肪组织,常见于背、肩、颈及四肢近端等处。肉眼观察:常呈分叶状,有完整的包膜,切面呈淡黄色,质地柔软,似正常脂肪组织。镜下观察:瘤细胞似正常的脂肪细胞,间质为少量纤维组织和血管。

3. 纤维瘤　起源于纤维组织的良性肿瘤,多见于躯干及四肢皮下。肉眼观察:呈结节状,有包膜,与周围组织分界清楚,切面实性,呈灰白色,有编织状条纹,质地韧。镜下观察:胶原纤维排成束状,互相交织,其间有细长的分化好的纤维细胞。

4. 血管瘤　多为先天性,由分化成熟的血管组成。常见于儿童头面部、颈部皮肤和肝。肉眼观察:呈紫红色,平坦或隆起,边界不清,无包膜。常见类型为毛细血管瘤和海绵状血管瘤。

（二）间叶组织恶性肿瘤

肉瘤是间叶组织恶性肿瘤,较癌少见,比较常见的有纤维肉瘤、脂肪肉瘤、平滑肌肉瘤、骨肉瘤。

1. 纤维肉瘤　好发于四肢皮下组织。肉眼观察:肿瘤多呈结节状或不规则形,可有假包膜。镜下观察:由呈梭形的瘤细胞和胶原纤维组成,瘤细胞大小不一,异型性明显,核分裂象多见。婴幼儿较成人预后好。

2. 脂肪肉瘤　好发于软组织深部及腹膜后,中老年人多见。肉眼观察:肿瘤多呈结节状或分叶状,分化好者呈黄色,似脂肪组织,分化差者呈黏液样或鱼肉样改变(图5-9)。镜下观察:以出现脂肪母细胞为特点,其胞质内可见多少不等、大小不一的脂质空泡。

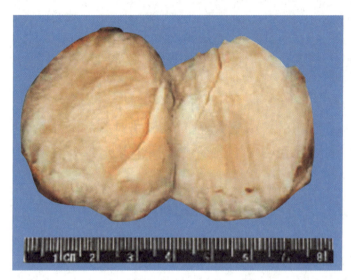

图 5-9　脂肪肉瘤(肉眼观)

3. 平滑肌肉瘤　好发于子宫及胃肠道。肉眼观察:肿瘤呈不规则结节状,可有假包膜,常出现坏死、出血及囊性变。切面呈灰白或灰红色,呈鱼肉状。镜下观察:分化较好者瘤细胞呈梭形,异型性不明显;分化差者瘤细胞呈显著多形性,排列紊乱,核分裂象多见。平滑肌肉瘤恶性度较高。

4. 骨肉瘤　为最常见的骨组织恶性肿瘤,多见于青少年,好发于四肢长骨干骺端,尤其是股骨下端、胫骨上端。切面呈灰白色、鱼肉状,常见出血、坏死。肿瘤上下两端的骨皮质和由其破坏骨皮质而掀起的骨膜之间形成三角形隆起,在X线片中称科德曼(Codman)三角。在被掀起的骨膜和骨皮质之间还可形成与骨表面垂直的放射状新生骨小梁,在X线上表现为日光放射状阴影(图5-10)。镜下可见,肿瘤细胞异型性明显,呈梭形或多边形,大小不一,可直接形成肿瘤性骨组织或骨样组织,是诊断骨肉瘤最重要的组织学依据(图5-10,图5-11)。骨肉瘤恶性程度高,生长迅速,常经血道转移至肺,预后差。

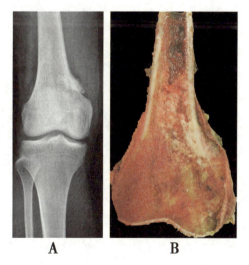

图 5-10　骨肉瘤X线片
A.股骨下段骨肉瘤影像学;B.肿瘤破坏骨皮质并浸润周围软组织和骨髓腔,切面灰白色、鱼肉状伴出血坏死。

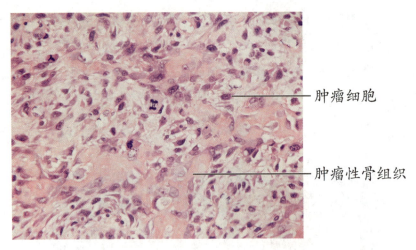
肿瘤细胞

肿瘤性骨组织

图 5-11　骨肉瘤（镜下观）
多边形或梭形肿瘤细胞异型性显著,有许多核分裂象（包括病
理性核分裂象）;可见明显的肿瘤性骨形成。

三、其他组织常见肿瘤

（一）恶性淋巴瘤

恶性淋巴瘤是原发于淋巴结与结外淋巴组织的恶性肿瘤,多见于青壮年,可分为霍奇金淋巴瘤与非霍奇金淋巴瘤两大类。临床表现为淋巴结无痛性肿大,饱满质硬。镜下观察:淋巴结结构被破坏,其中霍奇金淋巴瘤细胞形态多样,出现具有诊断依据的双核对称性排列的里－施细胞（RS细胞）,又称镜影细胞;非霍奇金淋巴瘤的特点是淋巴样瘤细胞增生呈弥漫分布,细胞成分相对单一,有一定异型性和病理性核分裂象。

（二）畸胎瘤

畸胎瘤是由具有多向分化潜能的细胞发生的肿瘤,由两个胚层以上多种成分混杂而成。畸胎瘤好发于卵巢和睾丸,分为良性和恶性两种。

第八节　肿瘤的病因和发病机制

肿瘤是机体组织、细胞在各种内外因素共同作用下,在基因水平上发生改变的结果。根据目前为止的研究,已初步揭示了某些肿瘤的病因及发病机制,但尚未完全清楚。

一、肿瘤的病因

（一）环境致瘤因素

1. 化学物质

（1）多环芳烃类化合物：主要来源于石油、沥青、烟草燃烧的烟雾及烟熏和烤制的食物，小剂量即可引起局部细胞癌变。

（2）芳香胺类及氨基偶氮染料：多用于纺织品、饮料、食品的着色，长期接触可诱发肝癌、膀胱癌。

（3）亚硝胺类：食物保存剂和着色剂中存在着亚硝酸盐，在变质的蔬菜和食物中含量更高，在胃内可转化为亚硝胺，与食管癌、胃癌和肝癌的发生有关。

（4）黄曲霉毒素：主要存在于霉变的花生、玉米等谷物中，可诱发肝癌。

2. 物理因素　主要通过损伤细胞染色体，使细胞原癌基因激活、抑癌基因灭活而导致肿瘤的发生。

（1）电离辐射：长期接触 X 线及镭、铀等放射性元素，可引起皮肤癌、白血病及肺癌等。

（2）紫外线：长期受紫外线过量照射易发生皮肤癌，尤其对易感性个体（白色人种和着色性干皮病病人）作用明显。

3. 生物因素　主要为病毒，如 EB 病毒与鼻咽癌、伯基特（Burkitt）淋巴瘤的发生密切相关，人乳头瘤病毒（HPV）、单纯疱疹病毒与宫颈癌的发生有关，乙型肝炎病毒（HBV）与肝癌的发生有关。

（二）内在因素

1. 遗传因素　据流行病学及临床资料显示，部分肿瘤的发生有遗传倾向性，如家族性腺瘤性息肉病、视网膜母细胞瘤、乳腺癌及胃癌等。

2. 内分泌因素　内分泌功能紊乱与某些肿瘤的发生、发展有关。如乳腺癌、子宫内膜腺癌的发生，与雌激素水平持续过高导致乳腺及子宫内膜过度增生有关。

3. 免疫因素　机体的免疫功能状态与肿瘤的发生、发展密切相关。免疫功能缺陷和免疫功能减退者，恶性肿瘤的发病率将会增加。

二、肿瘤的发病机制

肿瘤的发生机制复杂，研究表明，正常细胞内存在原癌基因和抑癌基因，对细胞的增殖和分化起着相应的正负调控的作用。环境和遗传的致瘤因素可引起局部细胞遗传物质发生改变，导致正常细胞内原癌基因活性相对增强和抑癌基因活性相对减弱，使细胞因生长与分化调节失控而发生转化，逐渐演变形成肿瘤（图 5-12）。因此，肿瘤是一种基因疾病。

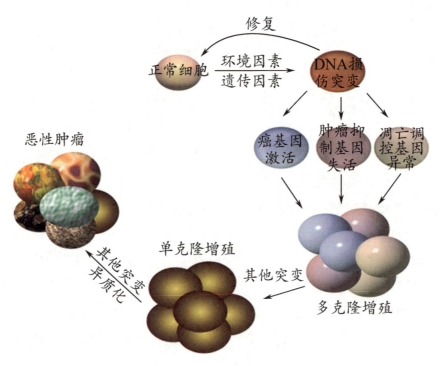

图 5-12　肿瘤形成和演进的基本模式

本章小结

　　本章学习重点是肿瘤、分化、异型性、癌、肉瘤、癌前病变、异型增生、原位癌的概念；肿瘤的生长方式与扩散途径；肿瘤的一般命名原则；良、恶性肿瘤的区别及肿瘤对机体的影响。学习难点是肿瘤的发生机制；肿瘤性增生的特点；分化、异性型与肿瘤良、恶性的关系；病理性核分裂象的含义；副肿瘤综合征的概念及临床意义；癌前病变、异型增生、原位癌的区分；癌与肉瘤的区别。在学习过程中注意常见肿瘤的举例，肿瘤发病的病因，提高运用知识解决问题的能力。

（夏　宁）

 思考与练习

1. 肿瘤的生长方式及临床意义有哪些?
2. 肿瘤的常见转移途径有哪些?
3. 请问肿瘤的一般命名原则有哪些?
4. 请问良、恶性肿瘤有什么区别?

第六章 | 呼吸系统疾病

学习目标

1. 掌握慢性支气管炎的病理病变及其并发症;大叶性肺炎、小叶性肺炎的病变特点及其临床病理联系。
2. 熟悉大叶性肺炎、小叶性肺炎的结局和并发症;呼吸衰竭的概念、分类、病因、发病机制、机体的功能和代谢变化。
3. 了解慢性支气管炎的病因和发病机制;大叶性肺炎、小叶性肺炎的病因、发病机制以及间质性肺炎的病变特点及临床病理联系。
4. 学会用所学病理学知识鉴别各型肺炎病变特征、分析慢性支气管炎及其并发症与肺源性心脏病的发展转归。
5. 具有呼吸系统疾病的预防观念、良好的职业素质和临床病理联系的科学态度。

呼吸系统由呼吸道和肺组成。通常称鼻、咽、喉为上呼吸道,气管和各级支气管为下呼吸道。气管、支气管、小支气管、细支气管及终末细支气管构成气体出入的传导部分,之后的呼吸性细支气管、肺泡管、肺泡囊及肺泡构成肺的呼吸部分。3~5 个终末细支气管连同它们的分支及肺泡组成肺小叶。肺小叶内的 Ⅰ 级呼吸性细支气管及其远端的肺组织称为肺泡,是肺的基本功能单位。

第一节　慢性支气管炎

导入案例

病人,男,清洁工,59岁。因心悸、气短、双下肢水肿4d来院就诊。15年来,病人经常出现咳嗽、咳痰,尤以冬季为甚。近5年来,自觉心悸、气短,活动后加重,时而双下肢水肿,但休息后缓解。4d前因受凉病情加重,出现腹胀,不能平卧。病人有吸烟史40年。体格检查:消瘦,有明显发绀。颈静脉怒张,桶状胸,叩诊两肺呈过清音,双下肢凹陷性水肿。实验室检查: WBC 12.0×10^9/L, PaO_2 73mmHg, $PaCO_2$ 60mmHg。

请思考:

1. 该病人主要患什么病,咳嗽、咳痰的病理学基础是什么?

2. 本例疾病的发展演变经过如何?

慢性支气管炎(chronic bronchitis)是指支气管黏膜及其周围组织的慢性非特异性炎症性疾病,多发生于中老年人。主要临床特征为反复发作的咳嗽、咳痰或伴有喘息症状,且每年持续3个月,连续2年以上发病。

一、病因和发病机制

慢性支气管炎的发病往往是多种因素长期综合作用的结果,已确定的致病因素包括:①病毒和细菌感染,慢性支气管炎多发生于冬春季,其发病与感冒密切相关;②吸烟,吸烟者比不吸烟者患病率高2~10倍;③空气污染与过敏因素,工业烟雾、粉尘与慢性支气管炎有明显的因果关系,喘息型慢性支气管炎病人往往有过敏史;④机体内在因素,如机体抵抗能力下降,呼吸系统局部防御功能受损及内分泌失调也是本病发生的重要内在因素。

二、病　理　变　化

病变常起始于较大的支气管,各级支气管均可受累。

1. 黏膜上皮的改变　呼吸道黏液–纤毛排送系统受损,纤毛发生粘连、倒伏,甚至缺失,柱状上皮细胞变性、坏死、脱落,再生修复时可伴有鳞状上皮化生。

2. 腺体的改变　黏膜下腺体肥大增生,部分浆液腺泡黏液腺化生,小气道黏膜上皮杯状细胞增多,导致黏液分泌增多。较多黏液使分泌物变黏稠,不易咳出,易潴留于支气管腔内形成黏液栓,造成支气管腔的完全性或不完全性阻塞。

3. 支气管壁的改变　支气管壁各层组织充血、水肿,淋巴细胞、浆细胞浸润。病变反复发作可使支气管壁平滑肌束断裂、萎缩,软骨可发生变性、萎缩或骨化(图6-1)。

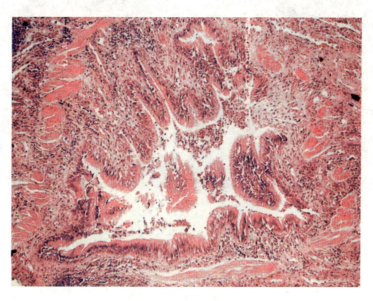

图6-1　慢性支气管炎

病变支气管壁增厚,增生的黏膜突向管腔,间质内大量淋巴细胞及浆细胞浸润,管壁内平滑肌束增生、肥大。

三、临床病理联系

慢性支气管炎的主要临床症状为咳嗽、咳痰或伴喘息。痰液一般为白色黏液泡沫状,较黏稠而不易咳出。急性发作期,咳嗽加重,痰量增多,为黏液脓性或脓性痰。支气管痉挛、狭窄或黏液分泌物阻塞常致喘息。双肺听诊可闻及哮鸣音,以及干性啰音、湿性啰音。

四、结局和并发症

慢性支气管炎早期多数病变轻微,如能预防感冒,及时控制感染,避免反复发作,可阻止病变的发展,促进病变组织修复。如长期迁延不愈或反复发作,常引起慢性阻塞性肺气肿、支气管扩张、慢性肺源性心脏病等并发症。

1. 慢性阻塞性肺气肿　肺气肿是末梢肺组织(呼吸性细支气管、肺泡管、肺泡囊、肺泡)因含气量过多伴肺泡间隔破坏,肺组织弹性减弱,导致肺体积膨大、通气功能降低的一种疾病状态,是支气管和肺部疾病最常见的并发症。

肺气肿常继发于慢性支气管炎、吸烟、空气污染和肺尘埃沉着症等。其发病机制是在多种因素的综合作用下,使细支气管和肺泡腔残气量不断增多,压力升高,导致细支气管扩张,肺泡最终破裂融合成含气的大囊泡,形成肺气肿。

肉眼观察 肺气肿时肺的体积明显膨胀,边缘变钝,色灰白;肺组织柔软而缺乏弹性,指压后压痕不易消退;表面可见肋骨压痕,切面肺组织呈蜂窝状(图6-2)。

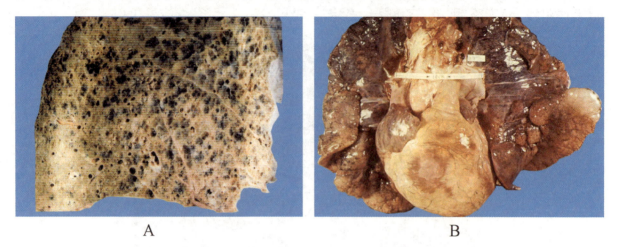

A   B

图6-2 肺气肿、慢性肺源性心脏病

A. 腺泡中央型肺气肿,呼吸性支气管呈囊状扩张;B. 肺气肿、肺源性心脏病,肺显著膨大,边缘钝圆,色苍白,有肺大疱形成,右心肥大,心尖钝圆。

镜下观察 肺泡明显扩张,间隔变窄、断裂,扩张的肺泡融合形成较大的含气囊腔(图6-3);肺泡壁毛细血管受压且数量减少,间质内肺小动脉内膜纤维性增厚;小支气管和细支气管可见慢性炎症。

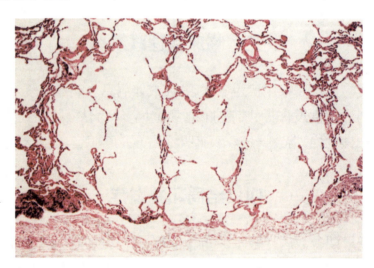

图6-3 肺气肿

肺泡明显扩张,肺泡间隔变窄并断裂,相邻肺泡融合成较大囊腔。

病人除咳嗽、咳痰等慢性支气管炎症状外,常因阻塞性通气障碍而出现呼气性呼吸困难,表现为气促、胸闷、发绀等缺氧症状。严重者因长期的过度吸气出现典型的肺气肿体征——桶状胸(肋间隙增宽、胸廓前后径增大)。X线检查见肺野扩大、横膈下降、透光度增强。后期,肺气肿破坏了肺泡间隔毛细血管床,使肺循环阻力增加,肺动脉压升高,导致慢性肺源性心脏病。

2. 支气管扩张症　支气管扩张症是以肺内小支气管管腔持久性扩张伴管壁纤维性增厚为特征的慢性呼吸道疾病。病人常出现咳嗽、咳大量脓痰、反复咯血等症状。

支气管扩张症多继发于慢性支气管炎、麻疹、百日咳后的小叶性肺炎及肺结核病等。慢性支气管炎时，由于支气管弹力纤维和平滑肌甚至软骨遭到破坏，削弱了支气管壁的支撑结构，吸气时，在胸腔负压的牵拉下支气管扩张，呼气时支气管壁弹性减弱不能充分回缩，久之导致支气管持久扩张。

（1）肉眼观察：病变的支气管可呈囊状或筒状扩张，扩张的支气管数目不等，多者肺切面可呈蜂窝状（图6-4）；扩张的支气管腔内含有黏液脓性渗出物或血性渗出物，如继发腐败菌感染可带恶臭味。

（2）镜下观察：支气管壁呈慢性炎症改变，并有不同程度的组织结构破坏。

3. 慢性肺源性心脏病　内容见本章第三节。

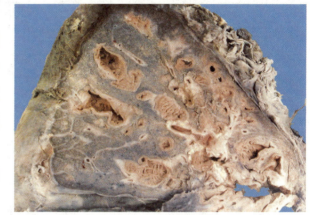

图6-4　支气管扩张症
肺切面见多数显著扩张的支气管。

第二节　肺　　炎

 导入案例

病人，男，19岁，学生。剧烈运动后遭雨淋，随后突然发病，寒战、高热、呼吸困难、胸痛，继而咳嗽，咳铁锈色痰，于当地医院就诊。听诊，左肺下叶有大量湿性啰音；触诊语颤增强；血常规：WBC 16.0×10^9/L；X线检查：左肺下叶有大片致密阴影。经抗生素治疗，病情好转，各种症状逐渐消失，入院后第7d自感良好出院。半年后征兵体检，X线检查发现左肺下叶有约3cm×2cm大小不规则阴影，周围边界不清，怀疑肺癌。穿刺活检，肺部肿块镜下为肉芽组织。

请思考：

1. 该病人所患何病？咳铁锈色痰的病理学基础是什么？

2. 左肺下叶为什么会出现大片致密阴影？

3. 病理检查后确诊为什么病变？该病变是如何形成的？

肺炎通常指肺的急性渗出性炎性疾病，是呼吸系统的常见病、多发病，以各种病原微生物（如细菌、病毒等）感染引起的感染性肺炎最为常见。根据致病生物性因子的种类，肺炎可分为细菌性肺炎、病毒性肺炎、支原体肺炎、真菌性肺炎和寄生虫性肺炎；根据病变累及范围的大小,肺炎分为大叶性肺炎、小叶性肺炎和间质性肺炎。

一、大叶性肺炎

大叶性肺炎(lobar pneumonia)是主要由肺炎链球菌引起的以肺泡内弥漫性纤维素渗出为主的炎症性疾病,病变通常累及肺大叶的全部或大部。本病多见于青壮年,临床起病急骤,表现为寒战、高热、胸痛、咳嗽、咳铁锈色痰和呼吸困难,有肺实变体征及外周血白细胞增多。由于肺泡壁通常不被破坏,故痊愈后呼吸功能可以完全恢复。

(一)病因和发病机制

本病90%以上由肺炎链球菌引起,肺炎杆菌、金黄色葡萄球菌等也可引起。肺炎链球菌存在于正常人的鼻咽部,当机体受寒、过度疲劳、醉酒和麻醉时,呼吸道防御功能减弱,细菌侵入肺泡并迅速生长繁殖,引发变态反应,使肺泡壁毛细血管通透性增高,浆液及纤维蛋白原大量渗出并与细菌共同通过肺泡间孔或呼吸性细支气管向邻近肺组织蔓延,波及部分或整个肺大叶。

(二)病理变化和临床病理联系

大叶性肺炎常发生在单侧肺,多见于左肺或右肺下叶,主要病理变化是肺泡腔内的纤维素性炎。典型的病变发展过程大致可分四期,各期的特点见表6-1。

表6-1 大叶性肺炎各期的特点

分期	病程	病理变化	临床病理联系
充血水肿期	发病第1~2d	(1)肉眼观察:肺叶肿胀,暗红色 (2)镜下观察:①肺泡壁毛细血管扩张充血。②肺泡腔内较多浆液性渗出物	(1)临床表现:由于毒血症,病人出现寒战、高热、外周血白细胞增多 (2)胸部X线检查:显示片状模糊阴影 (3)渗出液化验:常可检出肺炎链球菌
红色肝样变期	发病第3~4d	(1)肉眼观察:肺叶充血肿胀,暗红色,质地变实如肝,切面灰红,称红色肝样变期 (2)镜下观察:①肺泡壁毛细血管明显扩张充血。②肺泡腔内充满大量纤维素及红细胞	(1)临床表现:体温持续升高,咳嗽,咳铁锈色痰。痰呈铁锈色是由于肺泡腔内的红细胞被巨噬细胞吞噬崩解,故痰液中含有崩解的含铁血黄素。若病变范围较广,出现发绀、呼吸困难等缺氧症状。病变波及胸膜时,引起纤维素性胸膜炎,出现胸痛 (2)胸部X线检查:见大片均匀致密阴影,呈肺实变体征 (3)渗出物化验:仍能检出较多的肺炎链球菌

分期	病程	病理变化	临床病理联系
灰色肝样变期	发病第5~6d	（1）肉眼观察：肺叶肿，灰白色，质地变实如肝（图6-5），称为灰色肝样变期 （2）镜下观察：①肺泡壁毛细血管受压甚至闭塞。②肺泡腔内充满大量纤维素及中性粒细胞（图6-6）	（1）临床表现：体温开始下降，缺氧有所改善，痰由铁锈色逐渐变为黏液脓痰。痰呈脓性黏液是由于渗出物被变性坏死的中性粒细胞释放的蛋白水解酶溶解液化 （2）胸部X线检查：见大片均匀致密阴影，呈肺实变体征 （3）渗出物化验：肺炎链球菌大多被中性粒细胞吞噬，故不易检出
溶解消散期	发病后1周左右，约历时1~3周	（1）肉眼观察：实变消失，肺质地变软 （2）镜下观察：炎性渗出物逐渐溶解吸收或咳出，肺组织和结构恢复正常	（1）临床表现：体温恢复正常，各种症状和体征减轻，消失 （2）胸部X线检查：病变区阴影密度降低，透亮度增加，直至逐渐恢复正常

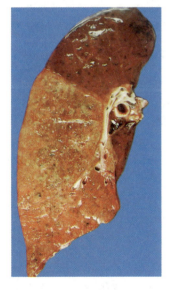

图6-5　大叶性肺炎
病变肺叶肿胀，灰白色，质实如肝。

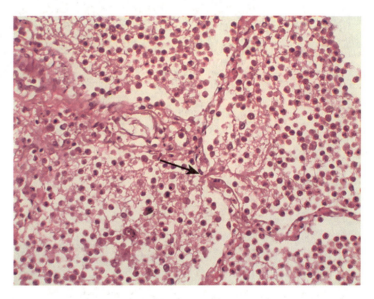

图6-6　大叶性肺炎（灰色肝样变期）
肺泡腔内充满渗出的纤维素及中性粒细胞，箭头示相邻的肺泡腔内纤维素经肺泡间孔互相连接。

大叶性肺炎的上述病理变化是一个连续的过程，彼此间无绝对的界限。临床上由于早期应用抗生素治疗，大叶性肺炎的病程明显缩短，也很难见到典型的四期病变过程。

（三）结局和并发症

大叶性肺炎经过治疗大多痊愈，少数出现并发症。大叶性肺炎主要的并发症为肺肉质变，胸膜肥厚和粘连，肺脓肿、脓胸，败血症或脓毒败血症，感染性休克。①肺肉质变：亦称机化性肺炎。由于肺泡腔内渗出的中性粒细胞过少，释放的蛋白溶解酶不足以溶解肺泡腔内渗出的纤维素，大量纤维素被肉芽组织取代而发生机化，使病变肺组织呈褐色肉样，称肺肉质变（图6-7）。②胸膜肥厚和粘连：胸膜炎时渗出的纤维素不能被完全溶解吸收而发生机化，则导致胸膜肥厚、粘连。③肺脓肿、脓胸：当细菌毒力强或机体抵抗力低下时，尤其是合并金黄色葡萄球菌感染者，易并发肺脓肿、脓胸。④败血症或脓毒败血症：严重感染时，细菌侵入血液大量繁殖并产生毒素所致。⑤感染性休克：见于重症病例，是大叶性肺炎的严重并发症，主要表现为微循环衰竭及严重全身中毒症状，故又称中毒性或休克性肺炎，死亡率较高。

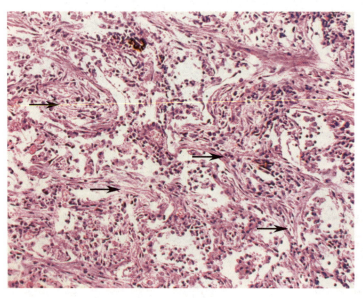

图 6-7　肺肉质变

肺泡腔内纤维素性渗出物由纤维结缔组织取代。

二、小叶性肺炎

小叶性肺炎（lobular pneumonia）是主要由化脓菌引起，以肺小叶为单位的急性化脓性炎症性疾病。由于病灶以细支气管为中心，并累及其周围所属肺泡，故又称支气管肺炎。本病多见于小儿、体弱老人及久病卧床者。

（一）病因和发病机制

小叶性肺炎常为多种细菌混合感染所致。常见的致病菌通常为口腔及上呼吸道内致病力较弱的常驻寄生菌，如肺炎链球菌、葡萄球菌、绿脓杆菌、大肠埃希菌、流感嗜血杆菌等。在传染病、营养不良、恶病质、昏迷、麻醉和手术后等状况下，机体抵抗力下降，呼吸系统防御功能受损,这些细菌就可能侵入细支气管及末梢肺组织并生长繁殖,引起小叶性肺炎。因此,小叶性肺炎往往是一些疾病的并发症,如麻疹后肺炎、吸入性肺炎、坠积性肺炎、手术后肺炎。

(二)病理变化

小叶性肺炎的病变特征是以细支气管为中心的肺组织的化脓性炎症。

1. 肉眼观察 两肺散在分布大小不等、形状不规则、暗红色或灰黄色实变病灶(图6-8),一般直径在0.5~1cm(相当于肺小叶范围),两肺下叶及背侧多见。严重者病灶互相融合成片甚至累及全叶,形成融合性支气管肺炎。

2. 镜下观察 病灶以细支气管为中心,并累及其周围所属肺泡,病灶内的细支气管壁及其所属肺泡充血水肿,腔内充满大量以中性粒细胞为主的炎性渗出物(图6-9)。细支气管黏膜上皮及肺泡壁常有破坏。病灶周围肺组织呈不同程度的代偿性肺气肿。

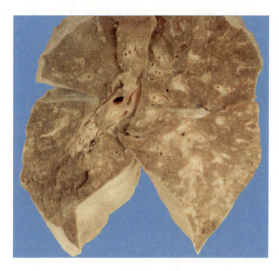

图6-8 小叶性肺炎
肺切面散布大小不一、形状不规则的灰黄质实病灶,部分病灶中央可见细支气管横断面。

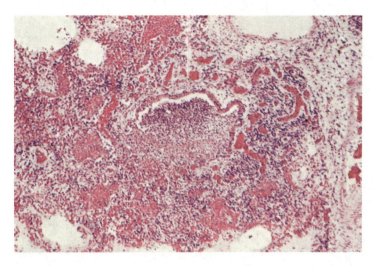

图6-9 小叶性肺炎
病灶实变的肺组织,中央为病变的细支气管,管腔内及其周围肺泡腔内充满以中性粒细胞为主的炎性渗出物。

(三)临床病理联系和结局

因小叶性肺炎多为其他疾病的并发症,其临床症状常被原发疾病所掩盖,但发热、咳嗽和咳痰仍是最常见的症状。①寒战、高热:由细菌、毒素等引起。②咳嗽、咳痰:支气管黏膜受炎症及渗出物刺激,引起咳嗽,痰液常为黏液脓性或脓性。③湿性啰音:病变区细支气管及肺泡腔内含有炎性渗出液,在吸气过程中,气体通过液体而产生一连串水泡破裂声。④呼吸困难及发绀:细支气管和肺泡腔内有许多脓性渗出物,影响肺通气换气功能。⑤胸部 X 线:因实变病灶较小且分散,故肺实变体征不明显,可见两肺散在不规则小片状或斑点状模糊阴影。

小叶性肺炎经及时治疗多可痊愈。常见的并发症有呼吸衰竭、心力衰竭、脓毒血症、肺脓肿、脓胸等。

三、病毒性肺炎

病毒性肺炎(viral pneumonia)常由上呼吸道病毒感染向下蔓延所致,致病的常见病毒是流感病毒,其次是呼吸道合胞病毒、腺病毒、副流感病毒等。病毒性肺炎可由一种病毒感染引起,也可由多种病毒混合感染引起。

(一)病理变化

病毒性肺炎主要表现为肺间质的炎症。肉眼观察:病变不明显,病变肺组织充血水肿、轻度肿大。镜下观察:支气管、细支气管壁、小叶间隔以及肺泡间隔充血、水肿,淋巴细胞、单核细胞浸润,肺泡间隔明显增宽(图 6-10)。细支气管和肺泡上皮可增生肥大,并形成多核巨细胞,其内可见病毒包涵体,为诊断病毒性肺炎的重要组织学依据(图 6-11)。

(二)临床病理联系

由于炎症对支气管黏膜的刺激,可引起剧烈咳嗽。因毒血症引起发热等全身中毒症状。严重者出现明显呼吸困难、发绀,甚至引起呼吸衰竭和心力衰竭。

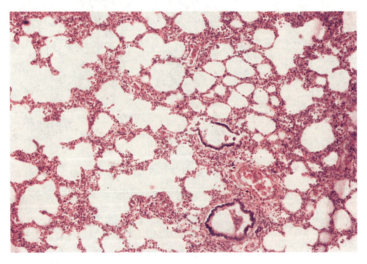

图 6-10　病毒性肺炎
肺泡间隔明显增宽,血管扩张充血,间质水肿伴大量以单核细胞为主的炎症细胞浸润,肺泡腔内基本无渗出物。

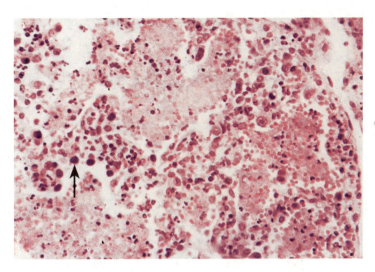

图 6-11　病毒性肺炎
增生肥大的上皮细胞核内见嗜碱性,圆形或椭圆形,
周围有一明显空晕的病毒包涵体。

四、支原体肺炎

支原体肺炎(mycoplasmal pneumonia)是由肺炎支原体引起的一种间质性炎症性疾病。主要经飞沫传播,秋、冬季多发,儿童、青少年发病率较高。通常散发,偶尔流行。

(一)病理变化

肺炎支原体感染可引起整个呼吸道和肺的炎症。肉眼观察:病变多累及一个肺叶,以下叶多见,病灶实变不明显,常呈节段性分布,暗红色,切面可有少量红色泡沫液体溢出,气管或支气管腔可有黏液性渗出物。镜下观察:肺泡间隔明显增宽,血管扩张、充血,间质水肿伴慢性炎症细胞浸润,肺泡腔内无渗出物或仅有少量混有单核细胞的浆液渗出。小支气管和细支气管壁及周围间质充血水肿伴炎症细胞浸润。严重病例,支气管上皮和肺组织可明显坏死出血。

(二)临床病理联系

临床起病较急,病人多有发热、头痛、咽喉痛及顽固而剧烈的咳嗽、气促和胸痛,咳痰常不明显;听诊可闻及干、湿性啰音;外周血白细胞计数轻度增高;胸部 X 线检查显示节段性纹理增强及网状或斑片状阴影;痰、鼻分泌物及咽喉拭子可培养出肺炎支原体。自然病程约 2 周,预后良好。

第三节　慢性肺源性心脏病

慢性肺源性心脏病(chronic cor pulmonale),简称肺心病,是由慢性肺疾病、肺血管及胸廓的病变引起肺循环阻力增加、肺动脉压升高导致右心室肥厚、心腔扩大甚或发生右心衰竭的心脏病。其中肺动脉高压是肺心病发生的关键环节。

一、病因和发病机制

1. 慢性肺疾病　以慢性支气管炎并发阻塞性肺气肿最常见,占80%~90%。此类疾病引起的阻塞性通气障碍及肺气－血屏障破坏,减少了气体交换面积,导致氧气弥散障碍而发生低氧血症。缺氧造成肺血管收缩,肺循环阻力增加,形成肺动脉高压。肺部病变还可造成肺毛细血管床减少、闭塞,进一步使肺循环阻力增加和肺动脉压升高,最终导致右心室肥大、扩张。

2. 肺血管病变　甚少见。如反复发生的肺小动脉栓塞、原发性肺动脉高压症等均可造成肺动脉高压而发生肺心病。

3. 胸廓的病变　较少见。严重的脊柱弯曲、类风湿关节炎、胸膜广泛粘连及其他严重的胸廓畸形均可使胸廓活动受限,不仅引起限制性通气功能障碍,还可导致肺部受压造成肺血管扭曲、肺萎缩等,使肺循环阻力加大,肺动脉高压从而引起肺心病。

二、病　理　变　化

1. 肺部病变　除原有肺部疾病(如慢性支气管炎、肺尘埃沉着病等)的病变外,主要病变是肺小动脉的改变。肺小动脉的病变表现为无肌型细动脉肌化,肌型小动脉中膜增生、肥厚等,肺小动脉炎及小动脉血栓形成与机化,肺泡壁毛细血管数量显著减少。

2. 心脏病变　肉眼观察:主要表现为右心室壁增厚和心室腔扩张的右心室病变,通常以肺动脉瓣下2cm处右心室肌壁厚超过5mm(正常为3~4mm)为诊断肺心病的病理形态标准;心脏体积增大,重量增加,心尖钝圆(以右心室为主);肺动脉圆锥显著膨隆,肥厚的右心室内乳头肌、肉柱增粗,室上嵴增厚(图6-2右图)。镜下观察:右心室壁心肌细胞肥大,核增大、深染;也可见缺氧所致的心肌纤维萎缩,肌浆溶解,横纹消失,间质水肿及胶原纤维增生等改变。

三、临床病理联系

肺心病发展缓慢,除了原有肺、胸廓疾病的症状和体征外,逐渐出现呼吸功能不全(呼吸困难、气促、发绀)和右心衰竭(心悸、心率增快、全身淤血、肝脾肿大、下肢水肿)。严重的缺氧、二氧化碳潴留和呼吸性酸中毒可致脑水肿而并发肺性脑病,病人出现头痛、烦躁、抽搐、嗜睡、甚至昏迷等精神障碍和神经系统症状。此外,还可发生酸碱平衡和电解质紊乱及心律失常等。

第四节　呼　吸　衰　竭

 导入案例

病人，男，70岁。慢性支气管炎20余年，近3年来发作时下肢水肿，平时活动时气喘，3d前着凉，咳喘加重。查体：神志清楚，发绀，桶状胸，两肺闻及湿性啰音。心率121次/min，律齐。实验室检查：pH 7.31，PaO_2 52mmHg，$PaCO_2$ 70mmHg，WBC 11.5×10^9/L，中性粒细胞0.80。

请思考：

1. 该病人可能发生了哪型呼吸衰竭？

2. 病人为什么发生呼吸困难？

3. 该病人发生了哪种类型的酸碱平衡紊乱？

呼吸是指机体与外界进行气体交换的过程，完整的呼吸功能包括外呼吸、气体运输和内呼吸。

一、呼吸衰竭的概念和分类

呼吸衰竭（respiratory failure）是指由外呼吸功能障碍，导致在海平面、静息呼吸状态下，动脉血氧分压（PaO_2）低于60mmHg，伴或不伴动脉血二氧化碳分压（$PaCO_2$）高于50mmHg的病理过程。

呼吸衰竭必定有PaO_2降低，根据是否出现$PaCO_2$升高，可将呼吸衰竭分为低氧血症型（Ⅰ型呼吸衰竭）和低氧血症伴高碳酸血症型（Ⅱ型呼吸衰竭）。根据病程可分为急性呼吸衰竭和慢性呼吸衰竭。

二、呼吸衰竭的原因和发病机制

外呼吸包括肺通气和肺换气。肺通气是指肺泡与外界环境之间的气体交换过程，肺换气是指肺泡与血液之间的气体交换过程。呼吸衰竭是肺通气和/或肺换气功能严重障碍的结果。

（一）肺通气功能障碍

肺通气是机体在呼吸中枢的调控下，通过呼吸肌的收缩和舒张，使胸廓和肺有节律地扩张和缩小来实现的。根据发生的机制不同,肺通气障碍可分为限制性通气不足和阻塞性通气不足。

1. 限制性通气不足　是指吸气时肺泡扩张受限引起的通气不足。

（1）呼吸肌活动障碍：导致呼吸肌收缩减弱的因素有3种。①中枢和周围神经的病变,如脑外伤、脑血管意外、脑炎、脑肿瘤、多发性神经炎等；②呼吸中枢抑制,如服用过量镇静催眠药、麻醉药等；③呼吸肌本身的功能障碍,如呼吸肌疲劳、低钾血症、缺氧等。

（2）胸廓和肺的顺应性降低：即胸廓和肺的弹性阻力增大,使胸廓和肺不易扩张。胸廓的顺应性降低见于严重的胸廓畸形、多发性骨折、胸膜纤维化等。肺的顺应性降低常见于肺纤维化（如肺结核、硅肺）或肺泡表面活性物质减少（如肺部炎症、肺水肿、肺过度通气、肺泡Ⅱ型上皮发育不全等）。

（3）胸腔积液和气胸：胸腔大量积液和气胸可压迫肺,限制肺的扩张。

2. 阻塞性通气不足　是指由于气道狭窄或阻塞使气道阻力增加引起的通气不足。影响气道阻力最主要的因素是气道内径。气道痉挛、黏膜水肿、肺组织弹性降低等均可增加气道阻力,导致阻塞性通气不足。常见原因有慢性支气管炎、阻塞性肺气肿、支气管哮喘、肿瘤压迫等。

阻塞部位不同,呼吸困难的表现形式也有所不同。如果中央气道阻塞位于胸外,吸气时由于气道内压低于大气压,使气道狭窄加重；呼气时由于气道内压大于大气压,使气道狭窄减轻,故表现为吸气性呼吸困难。如果中央气道阻塞位于胸内,吸气时胸膜腔内压降低,气道内压大于胸膜腔内压,使气道狭窄减轻；呼气时胸膜腔内压升高压迫气道,使气道狭窄加重,故表现为呼气性呼吸困难（图6-12）。同样道理,外周性气道阻塞时也表现为呼气性呼吸困难。

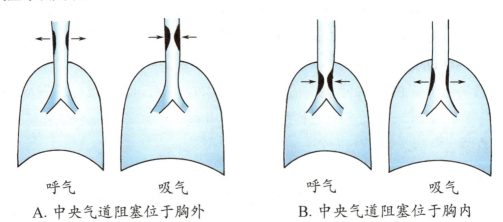

A.中央气道阻塞位于胸外　　　　B.中央气道阻塞位于胸内

图6-12　不同部位气道阻塞呼吸困难的特征

肺通气不足时,既影响氧的吸入又减少二氧化碳的排出,导致PaO_2降低和$PaCO_2$升高,发生Ⅱ型呼吸衰竭。

（二）肺换气功能障碍

肺换气功能障碍包括弥散障碍、肺泡通气血流比例失调以及解剖分流增加。

1. 弥散障碍　是指由于肺泡膜面积减少或肺泡膜厚度增加和弥散时间缩短所致的气体交换障碍。

（1）肺泡膜面积减少：正常成人肺泡膜总面积约 $80m^2$，静息时参与换气的面积仅为 $35\sim40m^2$。因此，只有当肺泡膜减少一半以上时，才会发生换气功能障碍。肺泡膜面积减少常见于肺气肿、肺实变、肺不张、肺叶切除等。

（2）肺泡膜厚度增加：正常肺泡膜的厚度不到 $1\mu m$，由于很薄，气体弥散很快。肺水肿、肺透明膜形成、肺纤维化和肺毛细血管扩张时，可使肺泡膜增厚，气体弥散距离增大，导致弥散速度减慢。

（3）弥散时间缩短：肺泡膜病变和肺泡膜面积减少时，虽然弥散速度减慢，但在静息时气体交换在 0.75 秒内仍可达到血液与肺泡气的平衡，因而不发生血气的异常。但是在体力负荷增加等使心排血量增加和肺血流加快时，血液和肺泡接触时间过于缩短，导致低氧血症。

由于二氧化碳的弥散能力比氧大 20 倍，因此，单纯弥散障碍时，对二氧化碳的弥散影响很小，往往仅有 PaO_2 降低，$PaCO_2$ 升高不明显，多为 I 型呼吸衰竭。

2. 肺泡通气血流比例失调　正常成人在静息状态下，肺泡每分钟通气量约为 4L，每分钟血流量约为 5L，两者比例约为 0.8，此时气体交换率最高。当肺部病变造成严重的肺泡通气血流比例失调时，可导致换气功能障碍。

（1）部分肺泡通气不足：见于慢性支气管炎、支气管哮喘、阻塞性肺气肿引起的气道阻塞，以及肺水肿、肺部炎症、肺纤维化等引起的限制性通气障碍。因病变肺泡通气明显减少，而血流量未减少，甚至增多（如大叶性肺炎早期），通气血流比例显著降低，流经这部分肺泡的静脉血未经充分氧合便掺入肺静脉，这种情况类似动 - 静脉短路，故称为功能性分流又称为静脉血掺杂（图 6-13）。

（2）部分肺泡血流不足：肺动脉栓塞、弥散性血管内凝血、肺血管收缩等，可造成部分肺泡血流量减少，而通气量无相应减少，使通气血流比例升高。此时吸入的空气不能与血液进行气体交换，称为无效腔样通气（图 6-13）。

肺泡通气血流比例失调引起的呼吸衰竭通常是 I 型呼吸衰竭，严重时也可为 II 型呼吸衰竭。

3. 解剖分流增加　在生理情况下，肺内有少量的静脉血可以不经过肺泡而通过肺动 - 静脉吻合支、支气管静脉直接流入肺静脉，这部分解剖分流血流量仅占正常心排血量的 2%~3%。支气管扩张症时可因支气管血管扩张和肺内动 - 静脉短路开放，引起解剖分流增加，静脉血掺杂异常增多，导致呼吸衰竭。解剖分流的血液完全未经气体交换过程，故称为真性分流（图 6-13）。

在呼吸衰竭发生机制中，单一因素导致的呼吸衰竭并不多见，往往是几种因素同时存在或相继发挥作用。例如，在急性呼吸窘迫综合征时，既有由肺不张引起的肺内分流，有微血栓形成和肺血管收缩引起的无效腔样通气，还有由肺水肿引起的气体弥散功能障碍等（图 6-14）。

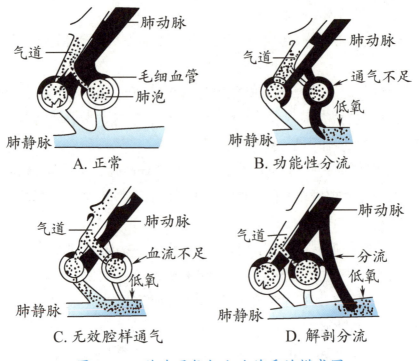

图 6-13　肺泡通气与血流关系的模式图

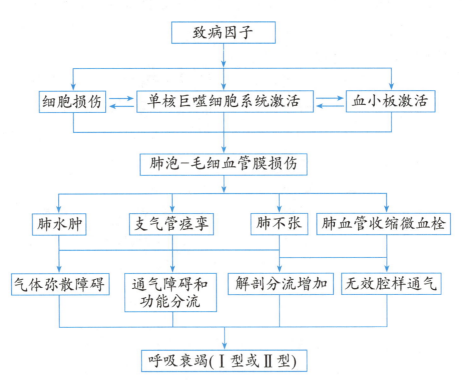

图 6-14　急性呼吸窘迫综合征病人呼吸衰竭的发病机制示意图

三、呼吸衰竭时机体功能和代谢变化

呼吸衰竭时,低氧血症和高碳酸血症是引起全身各系统功能和代谢变化的基础。

(一)酸碱平衡及电解质紊乱

Ⅰ型呼吸衰竭时,因低氧血症可引起代谢性酸中毒,如病人代偿性通气过度,使二氧化碳排出过多,可并发呼吸性碱中毒。Ⅱ型呼吸衰竭时,低氧血症和高碳酸血症并存,因此,可有代谢性酸中毒合并呼吸性酸中毒。机体酸中毒常引起高钾血症。

(二)呼吸系统变化

1. PaO_2 和 $PaCO_2$ 的影响　①当 $PaO_2<60mmHg$ 时,可通过周围的化学感受器,反射性引起呼吸加深加快;$PaCO_2$ 轻度升高时,刺激中枢的化学感受器,使呼吸中枢兴奋,引起呼吸加深加快。② $PaO_2<30mmHg$ 或 $PaCO_2>80mmHg$ 时,则直接抑制呼吸中枢。

2. 原发病变的影响　①中枢性呼吸衰竭时,呼吸浅而慢或呼吸节律紊乱,如潮式呼吸、间歇样呼吸、抽泣样呼吸、叹气样呼吸等。②肺的顺应性降低所致限制性通气障碍时,呼吸浅而快。③阻塞性通气障碍时,胸外气道阻塞表现为吸气性呼吸困难;胸内气道阻塞表现为呼气性呼吸困难。

(三)循环系统变化

轻度 PaO_2 减低和 $PaCO_2$ 升高可兴奋心血管运动中枢,使心率加快、心肌收缩性增强、外周血管收缩,导致心排血量增加。严重缺氧和二氧化碳潴留可直接抑制心血管中枢和心脏活动,使血管扩张,导致血压下降、心收缩力下降及心律失常等。缺氧和二氧化碳潴留可使肺小动脉收缩导致肺动脉高压,增加右心负荷,引起右心衰竭。

(四)中枢神经系统变化

中枢神经系统对缺氧最敏感,PaO_2 降至 $60mmHg$ 时,可出现智力和视力减退,降至 $40\sim50mmHg$ 以下时,就会引起一系列神经精神症状,如头痛、烦躁不安、精神错乱、嗜睡甚至惊厥、昏迷等。$PaCO_2$ 超过 $80mmHg$,可出现头痛、头晕、烦躁不安、言语不清、精神错乱、嗜睡、抽搐、呼吸抑制等,称为 CO_2 麻醉。由呼吸衰竭引起的脑功能障碍称为肺性脑病,其发生机制与酸中毒、缺氧对脑血管和脑细胞的作用有关。

(五)肾功能变化

缺氧和二氧化碳潴留反射性引起肾血管收缩,肾血流量减少,轻者尿中出现蛋白、红细胞及管型,重者发生急性肾衰竭。

(六)胃肠变化

严重缺氧和二氧化碳潴留,使胃肠血管收缩,胃酸分泌增多,故可出现胃肠黏膜糜烂、坏死、出血和溃疡形成。

本章小结

　　本章学习重点是大叶性肺炎、小叶性肺炎、慢性支气管炎、慢性肺源性心脏病病理变化和临床病理联系。学习难点为小叶性肺炎、慢性支气管炎主要并发症、呼吸衰竭的发病机制、机体的功能和代谢变化。在学习过程中注意鉴别各型肺炎病变特征,分析慢性支气管炎及其并发症与肺源性心脏病的发展转归,提高运用知识解决问题的能力。

（张可丽）

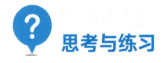

思考与练习

1. 大叶性肺炎典型的病变发展过程分哪四期？各期有什么特点？

2. 大叶性肺炎与小叶性肺炎有哪些区别？

3. 请问呼吸衰竭的发生机制有哪些？

第七章 | 心血管系统疾病

07 章 数字资源

1. 掌握高血压病的类型和病理变化；动脉粥样硬化的基本病理变化及冠状动脉粥样硬化性心脏病的临床类型；风湿病的基本病理变化、风湿性心脏病的类型及病理特点。
2. 熟悉高血压病的概念；心力衰竭的概念、原因和分类；心力衰竭时机体功能和代谢的变化。
3. 了解高血压病、动脉粥样硬化、风湿病的病因及发病机制；风湿病其他器官病变的病理特点；心力衰竭的发病机制及诱因。
4. 学会应用病理学研究方法进行心血管系统疾病问题的判断和认知。
5. 具有良好的职业理念，细致严谨的工作态度和预防为主的健康理念。

　　心血管系统是由心脏和血管组成。心脏是血液循环的动力器官，它依靠节律性搏动推动血液不断地在血管中流动，通过动脉将血液运输到全身各个器官和组织，经过毛细血管时，血液与组织或者细胞间完成物质交换和气体交换，最后各器官的血液汇入静脉回流到心脏。

　　心血管疾病是当今常见的严重危害人类健康的重要疾病。在我国和欧美等一些发达国家，心血管系统疾病的发病率和死亡率均居第一位。本章主要介绍一些常见的心血管系统疾病。

第一节 高血压病

 导入案例

病人,男,55岁,因间歇性头晕、头痛1年余就诊。病人1年前于劳累或情绪激动后出现头晕、头痛,偶尔伴有恶心和呕吐,休息后症状缓解,故未加注意。有高血压病家族史,吸烟20余年、无饮酒史。查体:血压160/100mmHg,脉搏75次/min,听诊心律正常,未闻及杂音。心电图示左心室肥大。超声心动图示左心室心肌肥厚。

请思考:

1. 本病例考虑是什么疾病?
2. 本病例疾病的诊断依据有哪些?

高血压是指体循环动脉血压持续升高,是一种可导致心、脑、肾和血管改变的常见的临床综合征。成年人静息状态下,收缩压≥140mmHg和/或舒张压≥90mmHg被定为高血压。

高血压可分为原发性高血压和继发性高血压。原发性高血压(primary hypertension),又称高血压病,占90%~95%,是我国最常见的心血管疾病,多见于中老年人,是一种原因未明,以体循环动脉血压升高为主要表现的独立性全身性疾病。

继发性高血压较少见,是指患有某些疾病时出现的血压升高,这种血压升高是疾病的一个体征,如慢性肾小球肾炎、肾盂肾炎所引起的肾性高血压。

一、病因和发病机制

目前认为高血压病的发生与遗传、环境、饮食等多种因素有关,但是其机制仍未完全明了。

(一)遗传因素

高血压病有明显的遗传倾向,据估计人群中至少20%~40%的血压变异是由遗传决定的。

(二)高盐膳食因素

Na^+的摄入量与血压成正相关,日均摄盐量高的人群明显比日均摄盐量低的人群发生高血压的概率要多。世界卫生组织建议每人每天摄盐量应控制在6g以下。

(三)社会心理因素

长期精神紧张、忧虑或反复处于紧张状态的人或者从事相应职业的人,可使大脑皮质功能失调,失去对皮质下血管舒缩中枢的调控能力,引起血管舒缩中枢产生持久的以收缩为主的兴奋,导致全身细、小动脉痉挛,外周血管阻力增加,使血压升高。

(四)其他因素

高血压的发生还与饮酒、体重、体力活动有关。中度以上饮酒是高血压发病因素之一。缺乏体力活动的人发生高血压病的概率高,有研究发现,体力活动具有降压的作用,并且还可以减少降压药物的剂量,稳定血压水平。

临床中,应指导病人改善生活行为,对血压的稳定有很好的作用。良好的生活行为包括补充钙和钾;控制体重;减少脂肪摄入,膳食中脂肪量控制在总热量的25%以下;戒烟和限制饮酒;保持良好心理状态和适当的体育运动。

知识拓展

测量血压注意事项

使用水银柱式血压计和电子血压计测量血压时,都应注意环境应安静,温度适当,测量前至少休息5min。测前半小时禁止抽烟,禁饮浓茶或咖啡,小便排空。避免紧张、焦虑、情绪激动或疼痛。被测者一般采取坐位,全身肌肉放松。不宜将太厚的衣袖推卷上去,挤压在袖带之上。由于血压具有明显波动的特点,所以需要非同日的多次反复测量才能判断血压的升高是否为持续性。方法要得当,应相隔1~2min重复测量,取两次读数的平均值记录。如果两次读数的收缩压或舒张压读数相差 >5mmHg,则需再次测量,然后取3次读数的平均值,减少误差。

二、高血压病的类型和病理变化

原发性高血压(高血压病)可分为良性高血压和恶性高血压两类。

(一)良性高血压

良性高血压又称为缓进型高血压,约占高血压病的95%,多见于中老年人。起病隐匿,进展缓慢,病程长,可达十余年或数十年。根据病变发展过程分为3期:

1. 功能紊乱期 此期为良性高血压的早期阶段。病理特点:全身细小动脉间歇性痉挛收缩,动脉无器质性病变。临床特点:此期临床表现不明显,有波动性血压升高,可伴有头晕、头痛,经适当休息和治疗后,血压可恢复正常。

2. 动脉病变期 全身细小动脉硬化,此期血压持续升高,失去波动性,可出现头痛、头晕等症状,需服用降压药。

(1)细动脉硬化:是高血压病的主要病变特征,表现为细动脉玻璃样变。细动脉玻璃样变最易累及肾的入球动脉(图7-1)、脾的中心动脉和视网膜动脉。由于细动脉长期痉挛,血管壁缺血缺氧,使内皮细胞和基底膜受损,内皮细胞间隙扩大,通透性增加,血浆蛋白渗入血管壁中。镜下可见,正常管壁结构消失,管壁呈红染无结构均质玻璃样变,使细动脉壁增厚、管腔缩小甚至闭塞。

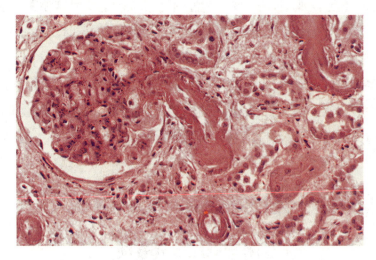

图 7-1　高血压肾小球入球动脉玻璃样变
肾入球动脉管壁增厚呈红染均质,管腔狭窄。

（2）小动脉硬化:主要累及肌型小动脉,如肾小叶间动脉、脑的小动脉等,表现为内膜胶原纤维和弹力纤维增生。中膜平滑肌细胞增生、肥大,伴不同程度的胶原纤维和弹力纤维增生,使小动脉管壁增厚,管腔狭窄。

3. 内脏病变期　此期多数内脏器官出现明显器质性病变,主要累及心、肾、脑和视网膜。

（1）心脏病变:主要为左心室肥大。因血压持续性升高,外周循环阻力增大,心肌工作负荷增加,引起左心室适应性肥大。心脏重量增加,可达 400g 以上（正常男性约 260g,女性约 250g）,左心室壁增厚,可达 1.5~2.5cm（正常 ≤ 1.0cm）。左心室乳头肌和肉柱明显增粗,但心腔不扩张,称为向心性肥大（图 7-2）,具有代偿作用。病变继续发展,左心室代偿失调,导致心肌收缩力降低,逐渐出现心腔扩张,称为离心性肥大。严重时可发生心力衰竭。心脏发生上述病变时,称为高血压性心脏病。

（2）肾脏病变:高血压病时,由于肾入球动脉玻璃样变性、肌性小动脉硬化,管壁增厚、管腔狭窄,导致肾小球缺血。肉眼观察:双侧肾脏对称性缩小,质地变硬,肾表面凹凸不平,呈细颗粒状;切面肾皮质变薄,皮髓质界限模糊。上述高血压时肾脏的改变称为原发性颗粒性固缩肾（图 7-3）。镜下观察:病变区的肾小球因缺血而发生纤维化或玻璃样变（图 7-4）,相应的肾小管萎缩甚至消失,间质纤维组织增生,淋巴细胞浸润（该处肾实质萎缩形成凹陷）。病变轻微区的肾单位代偿性肥大,所属肾小管扩张（该处向肾表面隆起）,形成肉眼所见的原发性颗粒性固缩肾。严重时可发生肾功能衰竭及尿毒症。

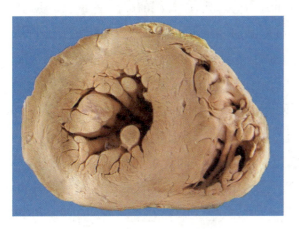

图7-2　原发性高血压左心室向心性肥大
心脏横断面示左心室壁增厚,乳头肌显
著增粗,心腔相对较小。

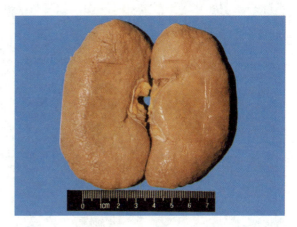

图7-3　原发性颗粒性固缩肾(肉眼观)
双侧肾对称性缩小,质地变硬,肾表面凹
凸不平,呈细颗粒状。

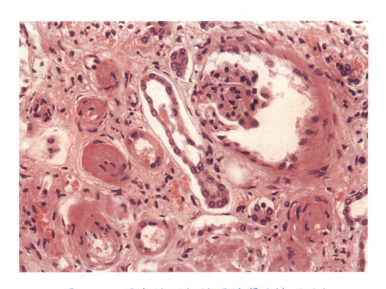

图7-4　原发性颗粒性固缩肾(镜下观)
部分肾单位纤维化、萎缩,部分肾单位代偿性肥大、扩张。

（3）脑病变:脑细小动脉硬化引起局部脑组织缺血,毛细血管通透性增加,病人可出现一系列脑部病变。

1）脑水肿:由于脑内细小动脉痉挛及硬化,局部组织缺血,毛细血管通透性增高,引起脑水肿。临床上可出现头痛、头晕、眼花、呕吐、视力障碍等症状,称为高血压脑病;严重时血压急剧升高,病人出现剧烈头痛,意识障碍、抽搐等症状,称为高血压危象,可见于高血压的各个时期。

2）脑软化:由于细小动脉病变造成供血区域脑组织发生缺血,形成多个小坏死灶。光镜下,梗死灶组织液化性坏死,形成质地疏松的筛网状病灶,称为脑软化。

3）脑出血:是高血压病最严重且致命的并发症。常发生在基底节和内囊。此处易出血是因为供应该区域的豆纹动脉从大脑中动脉呈直角分支,受到大脑中动脉压力较高

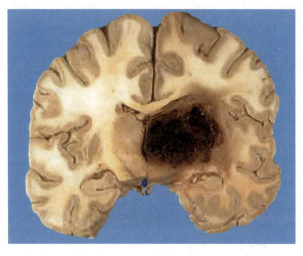

图7-5　原发性高血压脑出血
内囊、基底节区脑组织被血凝块代替。

的血流冲击和牵引,易破裂出血。高血压时脑血管的细小动脉硬化,血管变脆,血管壁弹性下降,当血压突然升高时可引起破裂性出血。出血区域的大片脑组织完全破坏,形成充满血液和坏死脑组织的囊性病灶(图7-5)。临床上病人的症状因出血部位不同,和出血量多少而表现不同。内囊出血,可引起对侧肢体偏瘫;左侧脑出血常可引起失语;脑桥出血可引起同侧面神经麻痹及对侧上下肢瘫痪;出血破入侧脑室时,病人发生昏迷,甚至死亡。脑出血可因血肿及脑水肿引起颅内高压,导致脑疝形成。

（4）视网膜病变:视网膜中央动脉发生细动脉硬化。眼底检查可见血管迂曲,反光增强,动静脉交叉处有压痕。严重者视盘水肿、视网膜出血和视力减退。

（二）恶性高血压

恶性高血压又称为急进性高血压,多见于青少年。病变主要累及肾、脑和视网膜,以肾的病变更为显著。其特征性病变是坏死性细动脉炎和增生性小动脉硬化。临床主要表现为血压显著升高,常超过230/130mmHg,病变进展迅速,预后极差。病人常死于尿毒症、脑出血或心力衰竭等。

第二节　动脉粥样硬化

 导入案例

病人,男性,56岁,体态较胖,嗜烟酒。两年前体检时发现胆固醇明显高于正常值。于一年前在劳累后或情绪激动时出现心前区疼痛,持续3~5min,经休息或口服硝酸甘油可缓解。入院前6h,因情绪激动出现胸骨后剧烈而持久的疼痛,并向左肩、左臂放射,口服硝酸甘油不能缓解,并伴有大汗、呼吸困难,急诊入院。

请思考:

1. 本病例病人有可能患有什么疾病?

2. 本病例疾病的发生与哪些因素有关?

动脉粥样硬化是心血管系统中最常见的疾病。本病主要累及全身大、中动脉，以血管内膜形成粥瘤或纤维斑块为特征，使血管壁增厚、变硬，管腔狭窄，引起组织器官缺血缺氧。本病多见于中、老年人，在我国发病率仍呈上升趋势。

一、病因和发病机制

（一）高脂血症

高脂血症是指血浆总胆固醇（TC）和甘油三酯（TG）异常增高。血脂在血液循环中以脂蛋白形式转运。脂蛋白中的低密度脂蛋白（LDL）是引起动脉粥样硬化的主要因素，与极低密度脂蛋白（VLDL）共同被称为致动脉粥样硬化脂蛋白。而高密度脂蛋白（HDL）对动脉粥样硬化有预防作用。研究发现，被动脉壁细胞氧化修饰后的低密度脂蛋白，可以导致内皮细胞和平滑肌细胞损伤。相反，高密度脂蛋白可通过胆固醇逆向转运机制清除动脉壁的胆固醇，防止动脉粥样硬化的发生。此外，高密度脂蛋白还有抗氧化作用，防止低密度脂蛋白氧化，可竞争性抑制低密度脂蛋白与内皮细胞的受体结合而减少其摄取。血浆低密度脂蛋白、极低密度脂蛋白水平的持续升高和高密度脂蛋白水平的降低与动脉粥样硬化的发生率呈正相关。

（二）高血压

高血压促进动脉粥样硬化发生的机制目前不太清楚。据统计，高血压病人与同年龄同性别的正常血压者相比，其动脉粥样硬化的发病较早，病变较重。由于血压增高，血流对血管壁的机械性压力和冲击作用增强，可引起血管内皮细胞的损伤和功能障碍，导致内膜对脂质的通透性增加，脂蛋白容易渗入内膜，从而促进动脉粥样硬化的发生。

（三）吸烟

流行病学资料表明，吸烟是心肌梗死主要的独立的危险因子。吸烟时血中 CO 浓度升高，导致血管内皮缺氧性损伤；大量吸烟可以使血液中的低密度脂蛋白易于氧化，氧化后的低密度脂蛋白可促进血液中单核细胞迁入内膜转为泡沫细胞，促进动脉粥样硬化的发生。

（四）遗传因素

调查表明，动脉粥样硬化的发病具有家族聚集倾向。低密度脂蛋白受体的基因突变可导致血浆低密度脂蛋白极度增高，年龄很小就可发病。

（五）其他因素

1. 年龄　动脉粥样硬化的发病率随年龄的增加而升高。

2. 性别　绝经期前女性动脉粥样硬化发生率显著低于同年龄组男性；绝经期后，这种差异消失。其原因是由于雌激素具有改善血管内皮的功能、降低血胆固醇水平的作用。

3. 肥胖　肥胖者易发生高脂血症、高血压病、糖尿病等，这些疾病容易导致动脉粥样硬化的发生。

二、基本病理变化

动脉粥样硬化按病变发生、发展过程可分为以下四个阶段:

(一)脂纹

肉眼可见的最早病变。肉眼观察:点状或条纹状黄色不隆起或微隆起于内膜的病灶(图7-6)。镜下观察:病变处内膜下有大量泡沫细胞聚集。泡沫细胞体积大,圆形或椭圆形,胞质内含有大量小空泡(图7-7)。

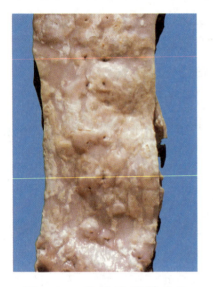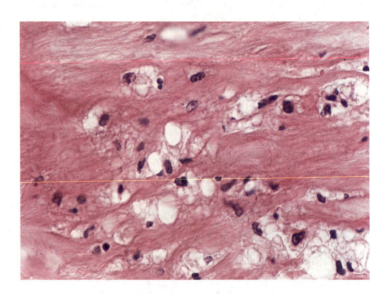

图7-6 主动脉粥样硬化
主动脉内膜表面可见隆起的脂纹、纤维斑块。

图7-7 泡沫细胞
泡沫细胞体积大,胞质呈空泡状。

(二)纤维斑块

由脂纹发展而来。肉眼观察:内膜表面散在不规则隆起的斑块,颜色初为淡黄或灰黄色,逐渐变为瓷白色。镜下观察:①病灶表面为大量胶原纤维、平滑肌细胞和蛋白聚糖组成的纤维帽,胶原纤维可发生玻璃样变;②纤维帽下方可见数量不等的泡沫细胞、平滑肌细胞、细胞外基质和炎症细胞。

(三)粥样斑块

粥样斑块亦称粥瘤,由纤维斑块深层细胞的坏死发展而来,是动脉粥样硬化的典型病变。肉眼观察:内膜可见灰黄色斑块向内膜表面隆起,切面见斑块表层为白色质硬组织,深层为黄白色粥样物质。镜下观察:①斑块表面为增厚的纤维帽;②深层可见大量无定形的坏死崩解产物、胆固醇结晶(HE染色片中为针状空隙)和钙盐沉积;③斑块底部和边缘可见肉芽组织;④动脉中膜平滑肌细胞可因受压发生萎缩,中膜变薄(图7-8)。

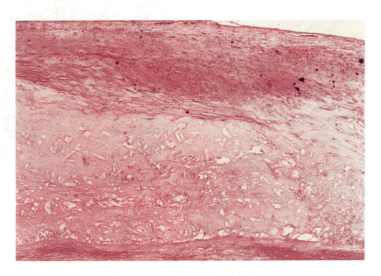

图 7-8　动脉粥样硬化

表层为纤维帽,其下可见散在泡沫细胞,深层为坏死物质、沉积脂质和胆固醇结晶裂隙。

（四）继发性病变

继发性病变是指在纤维斑块和粥样斑块基础上继发的病变,常见有:

1. 斑块内出血　斑块边缘或底部新生的血管破裂,血液流入斑块内,形成斑块内血肿,使斑块进一步隆起,导致血管腔狭窄甚至完全闭塞(图 7-9)。

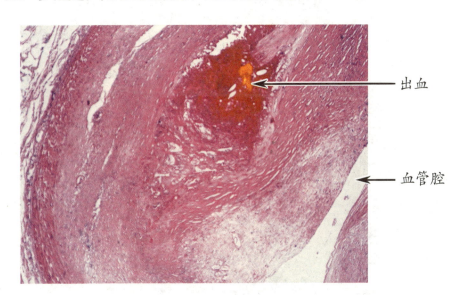

出血

血管腔

图 7-9　斑块内出血

斑块内血管破裂,形成血肿,致血管腔进一步狭窄。

2. 斑块破裂　斑块表面的纤维帽破裂,粥样物质自裂口流入血液可造成栓塞,破裂处局部形成粥瘤样溃疡。

3. 血栓形成　斑块破裂处内皮损伤,胶原暴露,促进血栓形成,可引起动脉管腔阻塞。

4. 钙化　在纤维帽下粥样坏死物中可见钙盐沉积，使动脉壁变硬、变脆。

5. 动脉瘤形成　病变严重时，粥样斑块底部的中膜平滑肌萎缩变薄、弹性下降，在血管内压力作用下，动脉壁局限性向外扩出，形成动脉瘤（图7-10）。动脉瘤破裂可引起大出血。

6. 血管腔狭窄　弹力肌层动脉（中等动脉）可因粥样斑块而导致管腔狭窄，引起所供血区域血量减少，导致相应器官发生缺血性病变。

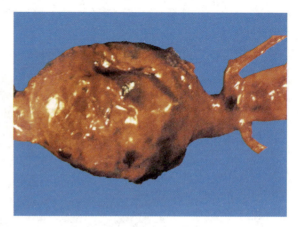

图 7-10　腹主动脉瘤
腹主动脉壁局部向外明显扩张。

三、冠状动脉粥样硬化及冠状动脉粥样硬化性心脏病

（一）冠状动脉粥样硬化

冠状动脉粥样硬化最常见于左冠状动脉前降支，其余依次为右主干、左主干或左旋支、后降支。横切面可见斑块多呈新月形，使管腔呈偏心性狭窄（图7-11）。根据管腔狭窄的程度分为4级：Ⅰ级≤25%；Ⅱ级26%~50%；Ⅲ级51%~75%；Ⅳ级≥76%。

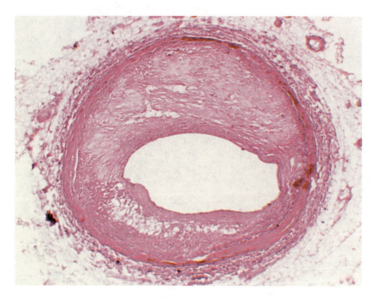

图 7-11　冠状动脉粥样硬化

（二）冠状动脉粥样硬化性心脏病

冠状动脉性心脏病简称冠心病，是因冠状动脉狭窄所致心肌缺血性心脏病。因为冠状动脉粥样硬化是引起冠心病最常见的原因，临床上通常说的冠心病就是指冠状动脉粥样硬化性心脏病。冠心病的主要临床表现有：

1. 心绞痛　心绞痛是由于心肌急剧的、暂时性缺血、缺氧所造成的一种常见的临床综合征。心绞痛可因心肌耗氧量暂时增加，或因为冠状动脉痉挛心肌供氧不足而引起。其临床表现为阵发性心前区疼痛或压迫感，可放射至心前区或左上肢，持续数分钟，休息或使用硝酸酯类制剂可缓解症状。发作前可有明显诱因，如寒冷、情绪激动、过度劳累或饱食等。

根据发病原因和疼痛程度，将心绞痛分为三种。①稳定性心绞痛：又称轻型心绞痛，一般不发作，仅在体力劳动过度，心肌耗氧量增多时发作。②不稳定性心绞痛：通常由冠状动脉粥样硬化斑块破裂和血栓形成而引发。病人多有一条或者多支冠状动脉病变，是一种进行性加重的心绞痛。③变异性心绞痛：多无明显诱因，常在休息或梦醒时发作。

2. 心肌梗死　心肌梗死是由于冠状动脉供血中断，供血区心肌持续性严重缺血缺氧而导致的较大范围的心肌坏死。临床上有剧烈而较持久的胸骨后疼痛，用硝酸酯类制剂或休息后不能完全缓解，中老年人多见。部分病人发病前有重体力活动、情绪过于激动等诱发因素。

（1）病理类型：根据心肌梗死的范围和深度可分为心内膜下心肌梗死和透壁性心肌梗死。①心内膜下心肌梗死：病变主要累及心室壁内层1/3的心肌，并波及肉柱和乳头肌，常表现为多发性、小灶性坏死，不规则地分布在左心室四周。②透壁性心肌梗死：又称区域性梗死，是典型心肌梗死的类型。病灶较大，累及心室壁全层或近全层。梗死区域多发生在左冠状动脉前降支的供血区，其中以左心室前壁、心尖部及室间隔前2/3多见，约占全部心肌梗死的50%。

（2）病理变化：心肌梗死属贫血性梗死。一般梗死发生6h后肉眼才能辨认，呈苍白色，8~9h后呈土黄色，梗死灶形状不规则或地图状；4d后梗死灶外周出现充血出血带，后期边缘区出现肉芽组织；3周后肉芽组织开始机化，逐渐形成瘢痕组织（图7-12）。镜下观察：病变早期呈凝固性坏死，心肌细胞发生核碎裂、核溶解。

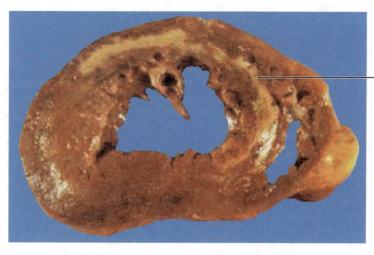

左心室前壁及室间隔前2/3的梗死区被灰白色瘢痕组织代替

图7-12　心肌梗死（肉眼观）

（3）并发症：常发生在梗死后1~2周，心肌梗死后可并发心力衰竭、心脏破裂、室壁瘤、附壁血栓形成、心源性休克和心律失常等。

3. 心肌纤维化　心肌纤维化是由于中至重度的冠状动脉狭窄引起的心肌持续性和／或反复加重的缺血、缺氧导致的结果，并逐步发展为心力衰竭的慢性缺血性心脏病。

4. 冠状动脉性猝死　冠状动脉性猝死多发生于冠状动脉粥样硬化的基础上，由于冠状动脉中至重度粥样硬化、斑块内出血，致冠状动脉狭窄或微循环血栓致栓塞，导致心肌急性缺血，冠状动脉血流突然中断引起心室颤动等严重心律失常。冠状动脉性猝死是心源性猝死中最常见的一种，多见于40~50岁的成年人，可发生于某种诱因之后，如饮酒、劳累、吸烟或者运动后，男性比女性多3.9倍。

 知识拓展

CT血管造影检查

CT血管造影（CT angiography，CTA）是经周围静脉快速注入水溶性有机碘对比剂，在靶血管对比剂充盈的高峰期，用螺旋CT对其进行快速容积数据采集，由此获得的容积数据再经计算机处理，即利用3D成像技术对血管进行重组成3D血管影像，为血管性疾病的诊断提供依据。CTA可清楚显示较大血管的主干和分支的形态，目前广泛应用于全身各大血管如主动脉、肾动脉、颈动脉、冠状动脉和脑血管等的检查，尤其是冠状动脉病变筛选、斑块评价、支架与搭桥术后随访以及主动脉病变与肺动脉栓塞等病变的检查与诊断。

第三节　风　湿　病

 导入案例

病人，女，38岁。1个月前拔牙后出现发热，心悸气急加重，并在四肢、躯干发现红色皮疹，来院就诊。自述8岁起常患咽峡炎伴游走性关节疼痛，在剧烈运动后感心悸不适，呼吸急促，发绀。查体：体温39℃，P 100次/min，呼吸22次/min，BP 120/78mmHg，神志清楚，精神萎靡，胸腹部、前臂及下肢皮肤有散在绿豆大的环形红斑。心脏听诊时，心尖区可闻及收缩期和舒张期杂音，主动脉瓣区可闻及响亮粗糙的收缩期和舒张期杂音。心界向左下扩大。实验室检查：血WBC 15×10^9/L，

中性粒细胞85%，淋巴细胞12%，单核细胞3%。入院后经积极抗感染治疗，病情好转出院。

请思考：
1. 请分析该病人有可能患有什么疾病？
2. 请拟出诊断依据有哪些？

风湿病（rheumatism）是一种与 A 组 β 型溶血性链球菌感染有关的变态反应性疾病。病变主要累及全身结缔组织，以形成风湿性肉芽肿即阿绍夫小体（原称风湿小体）为其病理特征。病变常累及心脏、关节，其次为皮肤、皮下组织、脑及血管等，以心脏病变最为严重。风湿病的急性期称为风湿热，临床上除有心脏和关节症状外，常伴有发热、皮肤环形红斑、皮下结节和小舞蹈症等。外周血白细胞数目增多、血沉加快、抗 "O" 抗体升高。本病常反复发作，可遗留心脏瓣膜病变，形成风湿性心瓣膜病。

本病男女患病率无差异，可发生在任何年龄，但以儿童多见，6~9 岁为发病高峰。我国东北、西北和华北等寒冷地区发病率较高，以冬春阴雨季节多发。寒冷和潮湿是常见的诱因。

一、病因和发病机制

本病的发生认为与咽喉部 A 组 β 型溶血性链球菌感染有关。A 组链球菌中的 M 蛋白质抗原与人心瓣膜和脑等组织存在交叉抗原性，可引起交叉免疫反应，导致组织损伤。所以，M 蛋白被认为是 "致风湿源性" 的标记。

风湿病的发生与 A 组 β 型溶血性链球菌感染有关的依据：部分病人发病前曾有咽峡炎、扁桃体炎等上呼吸道链球菌感染史；抗生素使用后，不但能预防和治疗咽峡炎、扁桃体炎，而且也能明显降低风湿病的发生和复发；风湿病多在链球菌感染的冬、春寒冷季节多发。

二、基本病理变化

风湿病的病程较长，整个病程约 4~6 个月。根据病变发展过程大致分为 3 期：

（一）变质渗出期

变质渗出期是早期病变。表现为病变部位的结缔组织基质发生黏液样变性和胶原纤维发生纤维素样坏死，同时，病灶中有浆液纤维素渗出，伴有少量淋巴细胞、浆细胞、单核细胞浸润。此期持续约 1 个月。

（二）增生期（肉芽肿期）

此期特点是在变质渗出的基础上，形成特征性肉芽肿性病变，形成的风湿性肉芽肿称为阿绍夫小体（Aschoff 小体），又常称为风湿小体，对风湿病具有诊断意义。风湿小体多发生于心肌间质、心内膜下和皮下结缔组织。镜下观察：风湿小体多由风湿细胞，纤维素样坏死物及少量淋巴细胞和浆细胞构成。心肌间质内的风湿细胞多位于小血管旁，细胞体积大,圆形,胞质丰富,核大,核膜清晰,染色质集中于核的中央,核的横切面状似枭眼状,纵切M面呈毛虫状(图7-13)。此期可持续2~3个月。

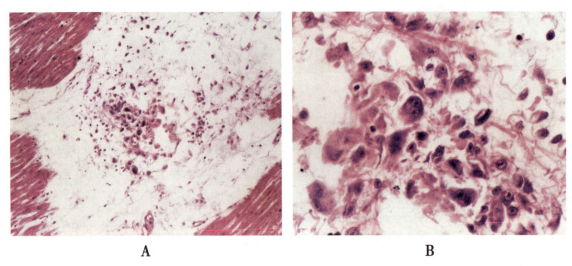

A   B

图7-13 风湿性心肌炎(低倍和高倍)

A.心肌间质增生水肿,血管旁可见聚集的风湿细胞形成的风湿小体;B.风湿细胞核大,核膜清晰,染色质集聚于中央。

(三)纤维化期(硬化期)

此期风湿小体中的纤维素样坏死物被溶解吸收,风湿细胞转变为成纤维细胞,使风湿小体逐渐纤维化,最终成为梭形小瘢痕。此期持续2~3个月。

由于风湿病变具有反复发作的特性,在受累的器官和组织中常可见到新旧病灶同时存在的现象,纤维化瘢痕可不断形成,破坏组织结构,影响器官功能。

三、风湿病的各器官病变

(一)风湿性心脏病

风湿病最常受累的器官是心脏。引起的心脏病变可以表现为风湿性心内膜炎、风湿性心肌炎和风湿性心外膜炎。若病变累及心脏全层组织,则称为风湿性全心炎。

1. 风湿性心内膜炎 病变主要侵犯心瓣膜,二尖瓣最常受累,其次是二尖瓣和主动脉瓣同时受累。

病变初期,受累瓣膜肿胀、瓣膜内出现黏液样变性和纤维素样坏死,有浆液渗出和炎症细胞浸润。随后在病变瓣膜表面,尤其是瓣膜闭锁缘上形成单行排列,直径1~2mm的疣状赘生物(图7-14)。这

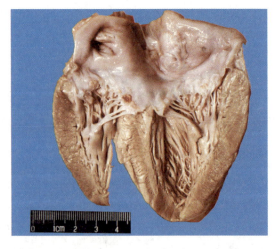

图7-14 风湿性心内膜炎

二尖瓣闭锁缘可见细小赘生物。

些疣状赘生物呈灰白色半透明,附着牢固,不易脱落。镜下观察,赘生物由血小板和纤维蛋白构成。病变后期,因病变反复发作,可导致纤维组织增生,瓣膜增厚、变硬、卷曲、粘连、腱索缩短变粗,最后形成慢性风湿性心瓣膜病,导致瓣膜口狭窄和/或关闭不全。

2. 风湿性心肌炎　病变主要累及心肌间质结缔组织,在间质血管附近可见风湿小体和少量淋巴细胞浸润。病变反复发作,阿绍夫小体机化形成的梭形小瘢痕累及传导系统时,可出现传导阻滞。

3. 风湿性心外膜炎　病变主要累及心外膜脏层,呈浆液性或纤维素性炎症。当大量浆液渗出为主时,可形成心包腔积液。当有大量纤维素渗出时,渗出的纤维素覆盖在心外膜表面,因心脏的不停搏动而牵拉成绒毛状,称为绒毛心(图 7-15)。如渗出大量纤维素不能被溶解吸收时,则发生机化,致使心外膜脏层、壁层互相粘连,形成缩窄性心包炎。

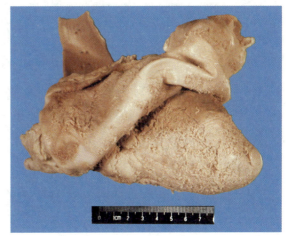

图 7-15　风湿性心外膜炎

(二)风湿性关节炎

约 75% 的风湿热病人在疾病的早期出现风湿性关节炎。风湿性关节炎常侵犯膝、踝、肩、腕、肘等大关节,呈游走性、反复发作。关节局部出现红、肿、热、痛、活动受限。关节腔内见浆液及纤维素渗出,急性期后,渗出物可完全吸收,一般不留后遗症。

(三)皮肤病变

急性风湿病时,皮肤出现环形红斑和皮下结节,具有诊断意义。

1. 皮肤环形红斑　为渗出性病变。多见于躯干和四肢皮肤,为淡红色环状红晕,中央皮肤色泽正常。镜下见红斑处真皮浅层血管充血,血管周围水肿,单核细胞和淋巴细胞浸润。病变持续 1~2 天消退。

2. 皮下结节　为增生性病变。多见于肘、腕、膝、踝关节附近伸侧皮下,病变处可触及单个或多个圆形、质硬、无痛性结节,直径 0.5~2cm。镜下观察:结节中央为纤维素样坏死,周围呈放射状排列风湿细胞和成纤维细胞,伴有以淋巴细胞为主的炎症细胞浸润。

(四)风湿性动脉炎

大小动脉均可受累,以小动脉受累较常见。急性期为血管壁纤维素样坏死伴淋巴细胞浸润,可有阿绍夫小体形成;后期血管壁发生纤维化而增厚,管腔狭窄,可并发血栓形成。

(五)风湿性脑病

多见于 5~12 岁儿童,女孩较多见。主要病变为脑的风湿性动脉炎和皮质下脑炎。镜下观察:神经细胞变性、胶质细胞增生及胶质结节形成。当病变累及锥体外系时,患儿出现肢体的不自主运动,称为小舞蹈病。

第四节　心力衰竭

 导入案例

病人，男性，71岁，因夜间不能平卧、咳粉红色泡沫痰3d入院。既往史：心绞痛病史10年，5年前突发前壁心肌梗死，急诊介入治疗放入支架。两年前开始运动后有喘息，休息后好转。入院前1个月有上呼吸道感染。查体：端坐体位，T 38℃，P 90次/min，R 23次/min，BP 90/60mmHg，听诊两肺可闻及广泛湿性啰音，叩诊心界扩大。

请思考：

1. 该病人发生端坐呼吸和咳粉红色泡沫痰的原因是什么？

2. 该病人心功能不全的分级是什么？

心力衰竭是指各种原因引起心脏结构和功能的改变，使心室泵血量和/或充盈功能低下，以致不能满足组织代谢需要的病理生理过程，在临床上表现为呼吸困难、水肿及静脉压升高等静脉淤血和心排血量减少的综合征。

一、心力衰竭的原因与诱因

（一）原因

1. 心肌收缩性降低

（1）心肌结构受损：心肌梗死、心肌炎、心肌病时，心肌细胞变性、坏死及组织纤维化，导致收缩性降低。

（2）心肌能量代谢障碍：心肌缺血和缺氧可引起心肌能量代谢障碍，导致心肌泵血能力降低。

2. 心室负荷过重

（1）前负荷过重：是指心脏收缩前所承受的负荷，又称容量负荷。左心室前负荷过重主要见于二尖瓣或主动脉瓣关闭不全引起的心室充盈量增加；右心室前负荷过重主要见于房室间隔缺损出现左向右分流时。此外严重贫血、甲状腺功能亢进时可使回心血量增加，左右心室的容量负荷都增加。

（2）后负荷过重：是指心室射血时所要克服的阻力，又称压力负荷。左心室后负荷过重主要见于高血压、主动脉缩窄和主动脉瓣狭窄等；右心室后负荷过重主要见于肺动脉高压和肺动脉瓣狭窄等。

3. 心室舒张及充盈受限　在限制性心肌病、房室瓣狭窄、心包积液和缩窄性心包炎时,心室充盈减少,心排血量降低。

（二）诱因

1. 感染及发热　呼吸道感染是最常见、最重要的诱因。病原微生物及其产物可以直接损伤心肌。感染时机体如果伴有发热,可以导致交感神经兴奋,心率加快,心肌耗氧量增加。合并呼吸道病变如支气管痉挛、黏膜充血和水肿,还可使肺循环阻力增加,加重右心室负荷。

2. 心律失常　尤其是快速型心律失常时,心肌耗氧量增加、心室充盈不足,冠脉供血减少可诱发心力衰竭。

3. 妊娠和分娩　妊娠期血容量增加,心负荷加重;分娩时疼痛、精神紧张等因素,可以使交感－肾上腺髓质系统兴奋,心率加快,外周小血管收缩,从而加重心脏后负荷。

4. 其他诱因　钾代谢紊乱和酸中毒、输血或输液过多过快、洋地黄类药物过量、劳累、气温变化、情绪波动、创伤和手术等均可加重心脏负荷,诱发心力衰竭。

二、心力衰竭的分类

（一）按发生部位分类

1. 左心衰竭　在成年病人中最常见。由于左心室舒张期充盈和收缩期射血功能障碍,可出现肺淤血水肿。临床上以呼吸困难、缺氧发绀、咳粉红色痰为特征。常见于冠心病、高血压病、主动脉瓣狭窄及关闭不全等。

2. 右心衰竭　由于右心室负荷加重,血液淤积在体循环静脉系统中,可出现体循环淤血水肿。临床上以颈静脉怒张、肝大、下肢水肿和腹水为特征。常见于肺动脉狭窄、肺动脉高压和慢性阻塞性肺疾病等。

3. 全心衰竭　左右心同时受累,也可由一侧波及到另一侧。常见原因有心肌炎、心肌病等。

（二）按心排血量的高低分类

1. 低输出量性心力衰竭　心排血量低于正常群体的平均水平。常见原因有冠心病、高血压病、心瓣膜病和心肌炎等。

2. 高输出量性心力衰竭　心排血量虽然较心力衰竭前降低,不能满足机体高水平代谢的需求,但是绝对值仍高于或不低于正常群体的平均水平。常见原因有严重贫血、甲状腺功能亢进症、维生素 B_1 缺乏症等。

（三）按病程发展的速度分类

1. 急性心力衰竭　临床上最多见,起病急,心排血量在短时间内急剧下降,机体常来不及代偿。常见原因有急性心肌梗死、严重心肌炎等。

2. 慢性心力衰竭　起病缓,病程长,机体代偿充分,常有血容量增加、静脉淤血,因此又称充血性心力衰竭。常见原因有慢性心瓣膜病、高血压病、肺动脉高压等。

（四）按病变程度分类

纽约心脏病学会（NYHA）提出按照病人症状的严重程度将心力衰竭分为四级,级别越高,心衰就越严重。

1. Ⅰ级　无心力衰竭的症状,体力活动不受限。

2. Ⅱ级　静息时无症状,体力活动轻度受限,日常活动可引起呼吸困难、疲乏和心悸。

3. Ⅲ级　静息时无症状,轻度活动即感不适,体力活动明显受限。

4. Ⅳ级　静息时也有症状,任何活动均严重受限。

三、心力衰竭的发病机制

当心脏负荷过重或心肌受损时,机体会启动代偿功能进行代偿而暂不发生心力衰竭,即心功能不全的代偿阶段。当负荷和病变继续加重,通过代偿不能使心排血量满足机体代谢需要时,才会发生心力衰竭。心力衰竭发生机制比较复杂,但心肌的舒缩功能障碍是心力衰竭发生最基本的机制。

（一）心肌收缩功能降低

1. 心肌结构破坏　当严重的心肌缺血、缺氧、感染、中毒等造成心肌细胞变性、坏死及凋亡时,使有效收缩的心肌细胞数量减少,造成心肌收缩性降低而导致心力衰竭。

2. 心肌能量代谢障碍　ATP 是心肌唯一能够直接利用的能量形式,心肌细胞必须不断合成 ATP 以维持正常的泵血功能和细胞活力。由于各种原因导致心肌细胞 ATP 生成减少、ATP 储存减少、ATP 利用障碍都可导致心肌收缩力下降。

3. 心肌兴奋－收缩耦联障碍　心肌兴奋的电信号转化为心肌收缩的机械活动发生障碍,导致心肌舒缩功能减弱。

（二）心肌舒张功能障碍

主要由心肌舒张能力降低,心室的顺应性降低引起。各种原因引起舒张功能障碍时,心室的扩张充盈不足,心排血量必然减少,导致心衰。

（三）心脏各部舒缩活动不协调

为保持心功能稳定,心脏各部、左－右心之间、房－室之间以及心室本身各区域的舒缩活动处于高度协调的工作状态。一旦心脏舒缩活动的协调性被破坏,将引起心脏泵血功能紊乱而导致心排血量下降。

四、心力衰竭时机体功能和代谢的变化

心力衰竭的病人在临床上出现多种表现,主要以心排血量降低引起器官组织灌流量减少和肺循环或体循环淤血为特征。

(一)心排血量减少

心排血量绝对或相对减少是心力衰竭最具特征性的血流动力学变化,临床表现为血压下降、尿量减少、皮肤苍白或发绀、乏力、失眠、嗜睡等。

(二)肺循环淤血

肺循环淤血见于左心衰竭病人,主要表现为各种形式的呼吸困难,为病人气短及呼吸费力的主观感觉,严重时可出现肺水肿。

1. 呼吸困难　①劳力性呼吸困难:是左心衰竭最早出现的症状,是伴随着体力活动而出现的呼吸困难,其发生机制与体力活动后使回心血量增加、心率加快、机体耗氧量增加有关。②端坐呼吸:心力衰竭病人平卧时呼吸困难加重,被迫采取端坐或半卧体位以减轻呼吸困难的状态,称为端坐呼吸。③夜间阵发性呼吸困难:病人夜间入睡后因突感气闷而惊醒,在端坐咳喘后缓解,呼吸深快。严重者有哮鸣音,又称为心源性哮喘。

2. 肺水肿　肺水肿是急性左心衰竭的重要临床表现。左心衰竭发展到一定程度时,肺静脉回流受阻严重,使肺毛细血管静压急剧上升及毛细血管通透性明显增加,使血浆成分漏入肺泡。此时,病人出现发绀、气促、呼吸困难、咳嗽、咳粉红色泡沫痰等症状。

(三)体循环淤血

右心衰竭或全心衰竭时,体循环静脉回流受阻,使体循环静脉系统过度充盈,静脉压升高,导致内脏器官充血、水肿、功能障碍。临床表现有颈静脉怒张、肝肿大和肝功能障碍、胃肠道淤血及全身性水肿等。

1. 静脉淤血和静脉压升高　右心衰竭时因钠、水潴留及右室舒张末期压力升高,使上下腔静脉回流受阻,静脉异常充盈,右心淤血明显时出现颈静脉充盈或怒张。按压肝脏后颈静脉异常充盈,称为肝颈静脉反流征阳性。

2. 肝脏肿大及肝功能障碍　由于下腔静脉回流受阻,肝静脉压升高,肝小叶中央区淤血,肝窦扩张及周围水肿,导致肝脏肿大,局部有压痛;肝细胞由于变性、坏死,病人可出现肝功能障碍。

3. 胃肠道功能变化　由于胃肠道淤血而引起消化不良、腹胀、恶心、呕吐及食欲不振等症状。

4. 水肿　是右心衰竭及全心衰竭的主要临床表现之一,称为心性水肿。受重力影响,心性水肿首先出现在身体低垂的部位。

本章学习重点是良性高血压的分期及各期的病理变化、动脉粥样硬化的基本病理变化及冠状动脉硬化性心脏病类型、风湿病的基本病理变化及心脏病理变化、心力衰竭时机体功能和代谢的变化。在学习过程中注重联系解剖学和生理学,理解高血压时内脏的大体病理变化特点及功能变化;注意区别各类型冠心病的病理特点;注意理论与临床结合,理解高血压、动脉粥样硬化的发生与不良生活习惯的联系,灌输以预防为主的大健康理念,提高运用知识解决问题的能力。

（张　莉）

 思考与练习

1. 良性高血压的病理分期及各期的病理特点是什么?
2. 动脉粥样硬化的继发性病变包括哪些?
3. 冠心病的临床类型有哪些?
4. 左心衰竭时病人可出现呼吸困难的类型有哪些?

第八章 ｜ 消化系统疾病

08章 数字资源

1. 掌握消化性溃疡的病因、病理变化、临床病理联系、结局及并发症。
2. 熟悉病毒性肝炎的病因及传播途径、类型及各类型病理特点；肝硬化的概念、门脉性肝硬化的病因和机制、基本病理变化；肝性脑病的概念、原因和分类以及肝性脑病的诱因。
3. 了解肝性脑病的发病机制。
4. 学会判断消化系统疾病的基本病理变化与临床联系；理解胃溃疡和溃疡性胃癌的影像学基础。
5. 具有应用疾病病理变化特点识别和防治消化系统疾病的能力。

第一节　消化性溃疡

 导入案例

病人，男，38岁。突然上腹剧痛，并放射到肩部，呼吸时疼痛加重3h，急诊入院。20多年前开始上腹部疼痛，以饥饿时明显，伴反酸、嗳气，有时大便隐血（＋）。每年发作数次，服碱性药物缓解。入院前3d自觉每天15：00—16：00及22：00上腹不适，未予注意。入院前3h突然上腹部剧痛，放射到右肩部，面色苍白，大汗淋漓入院。临床诊断：十二指肠溃疡穿孔。急诊手术，行胃大部切除术。

请思考：

1. 请分析该病人患的是什么病？诊断依据是什么？

2. 若在十二指肠溃疡处作一组织切片,镜下可见哪些病理变化?

3. 用病理学知识解释疾病发展过程中所出现的症状、体征及并发症是什么?

消化性溃疡(peptic ulcer)亦称溃疡病,是一种与胃液消化作用有关的,以胃或十二指肠黏膜形成慢性溃疡为特征的一种常见疾病。病人多为成人(年龄为20~50岁),本病多反复发作,呈慢性经过。据统计,十二指肠溃疡较胃溃疡多见,前者约占溃疡病的70%,后者约占25%,两者并存的复合性溃疡约占5%。消化性溃疡主要临床表现为周期性上腹疼痛、反酸和嗳气等症状。

一、病因和发病机制

消化性溃疡病因尚未完全阐明,目前认为与以下因素有关。

(一)黏膜防御屏障减弱

正常情况下,胃和十二指肠黏膜具有抗胃液消化作用的屏障保护机制。黏膜的防御屏障包括3个方面。①黏液屏障:黏膜表面覆盖着由上皮和腺体分泌的碱性黏液,可避免黏膜与胃酸直接接触并可中和胃酸。②黏膜屏障:黏膜上皮细胞的脂蛋白可阻止H^+由胃腔逆向弥散至黏膜,并且黏膜上皮细胞有旺盛的再生能力,从而保证了上皮的完整性。③前列腺素:胃黏膜上皮细胞合成的前列腺素对黏膜细胞有保护作用,能促进黏膜的血液循环,是维持黏膜完整性的一个重要因素。在某些因素作用下,如长期服用某些药物(非类固醇类抗炎药物、肾上腺皮质激素等)、胆汁反流、饮酒、吸烟和精神紧张等均可损害黏膜的防御屏障,为溃疡病的发生提供了基础条件。

(二)胃酸与胃蛋白酶消化作用增强

多年研究证明,溃疡病的发病是胃和十二指肠局部黏膜被胃酸和胃蛋白酶消化的结果。十二指肠溃疡时可见分泌胃酸的壁细胞总数明显增多,造成胃酸分泌增加。这种自我消化很少见于胃酸缺乏的病人及碱性环境的空肠和回肠。

(三)幽门螺杆菌感染

大量研究发现,幽门螺杆菌在溃疡病的发生机制中具有重要作用。幽门螺杆菌可释放一种血小板激活因子,促进表面毛细血管内血栓形成,引起血管阻塞,破坏胃十二指肠黏膜防御屏障;幽门螺杆菌具有趋化中性粒细胞的作用,破坏黏膜上皮细胞,诱发消化性溃疡;幽门螺杆菌有利于胃酸直接接触上皮并进入黏膜内,并促进胃黏膜G细胞增生,使胃酸分泌增加。消除幽门螺杆菌可降低消化性溃疡复发率。

(四)其他因素

溃疡病呈家族性多发趋势,O型血人群溃疡病的发生率较高,说明溃疡病的发生可能与遗传及血型有关。

二、病 理 变 化

1. 肉眼观察　胃溃疡多位于胃小弯近幽门处,尤其多见于胃窦部。溃疡多为单个,偶见 2~3 个;呈圆形或椭圆形,直径多在 2cm 以内;溃疡边缘整齐,状如刀切;底部平坦、洁净,溃疡常可穿透黏膜下层,深达肌层甚至浆膜层;溃疡周围黏膜皱襞呈放射状排列(图 8-1)。

十二指肠溃疡形态特点与胃溃疡相似,但十二指肠溃疡多发生于十二指肠球部的前、后壁,溃疡一般较小,直径多在 1cm 以内,溃疡较浅易愈合。

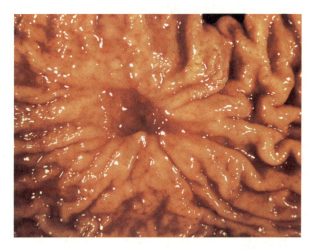

图 8-1　胃溃疡

胃小弯近幽门处溃疡,边缘整齐,周围黏膜水肿,黏膜皱襞向周围放射状排列。

2. 镜下观察　溃疡底部组织结构由内(胃腔)到外(胃壁)分为四层:最表层为炎性渗出层,由少量炎性渗出物(白细胞、纤维素等)覆盖;其下为坏死组织层,由均匀红染无结构的坏死细胞碎片构成;再下为肉芽组织层,由新生的毛细血管、增生的成纤维细胞和少量的炎症细胞构成;最下层为瘢痕层,由瘢痕组织构成。瘢痕层内可见增生性小动脉炎,引起局部供血不足,不利于溃疡愈合;可见神经纤维球状增生,是引起疼痛的原因之一(图 8-2)。

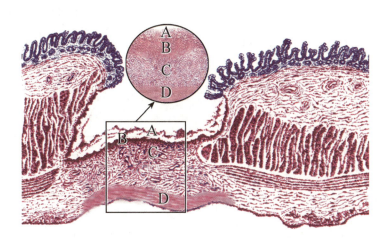

图 8-2　消化性溃疡

溃疡深达肌层,溃疡底部由内向外分四层:A. 炎性渗出层;B. 坏死组织层;C. 肉芽组织层;D. 瘢痕层。

三、临床病理联系

（一）周期性上腹部疼痛

疼痛的周期与进食有关。胃溃疡疼痛多出现在餐后 0.5~2h 内,故称为饱食痛,这与进食后胃泌素分泌亢进,胃酸分泌增多,刺激溃疡局部裸露的神经末梢有关。十二指肠溃疡疼痛则出现在午夜或饥饿时,进餐后减轻或消失,故称为饥饿痛。这是由于饥饿或夜间时迷走神经兴奋性增高,刺激胃酸分泌增加而诱发疼痛,进食后胃酸中和或稀释,疼痛缓解。

（二）反酸、呕吐

由于胃酸分泌过多,引起幽门痉挛及胃逆蠕动,使胃内容物向上反流所致。

（三）嗳气、上腹饱胀感

由于幽门括约肌痉挛,胃内容物排空受阻,食物在胃内潴留发酵,产气增多所起。

（四）X 线钡餐检查

溃疡处钡剂造影可见龛影。

胃溃疡与十二指肠溃疡的区别见表 8-1。

表 8-1　胃溃疡与十二指肠溃疡的区别

	胃溃疡	十二指肠溃疡
好发部位	胃窦部	十二指肠球部
发生率	约 25%	约 70%
溃疡大小	直径常 <2cm	直径常 <1cm
疼痛特点	饱食痛	饥饿痛
溃疡深浅度	较深	较浅
并发穿孔	少见	多见
癌变	可癌变	一般不癌变

四、结局和并发症

（一）愈合

病因消除,积极治疗后,多数溃疡由肉芽组织增生填补缺损形成瘢痕修复,周围黏膜上皮再生覆盖创面而愈合。

（二）并发症

长期反复发作,病变持续进展可出现以下并发症:

1. 出血　为最常见的并发症,10%~35% 病人会出现。轻者溃疡底部毛细血管破裂而发生少量出血,表现为大便潜血试验阳性。如溃疡底部大血管受侵蚀破裂,则表现为呕血和柏油样大便,严重者可发生失血性休克。

2. 穿孔　5%病人会出现。溃疡穿透浆膜层发生穿孔,胃或十二指肠内容物漏入腹腔可引起急性腹膜炎,病人出现剧烈腹痛,腹肌强直呈板样硬。X线检查可见游离气腹征。十二指肠溃疡因肠壁较薄更易发生穿孔。

3. 幽门狭窄　3%病人会出现。因溃疡愈合过程中形成大量瘢痕组织引发瘢痕收缩,并且溃疡周围的组织充血、水肿可引起幽门括约肌痉挛,最终导致不同程度的幽门狭窄。病人表现为反复呕吐,严重者可导致水、电解质紊乱等。

4. 癌变　大约1%胃溃疡发生癌变,十二指肠溃疡几乎不发生癌变。

 知识拓展

消化性溃疡出血内镜止血

约80%消化性溃疡出血不经特殊处理可自行止血。内镜止血适用于有活动性出血或暴露血管的溃疡。治疗方法包括激光光凝、高频电凝、微波、热探头止血,血管夹钳夹,局部药物喷洒和局部药物注射。临床应用注射疗法较多,使用的药物有1/10 000肾上腺素或硬化剂等。其他病因引起的上消化道出血也可选择以上方法进行治疗。

第二节　病毒性肝炎

 导入案例

病人,男,35岁。因黄疸、全身乏力、食欲不佳、伴有恶心、呕吐入院治疗。查体:神志清,精神萎靡,皮肤巩膜重度黄染,全身散在皮下瘀点、瘀斑。腹平软,肝脾未触及,肝浊音界缩小。入院后,病人出现消化道持续出血,并出现神经精神症状,入院第5d突然昏迷,抢救无效死亡。

请思考:

1. 本病属于哪型肝炎?诊断依据是什么?

2. 尸检肝脏镜下会有什么变化?

3. 病人皮下瘀点、瘀斑及消化道出血的原因是什么?

病毒性肝炎(viral hepatitis)是指由一组肝炎病毒引起的以肝细胞变性、坏死为主要病变的常见传染病。本病在世界各地都有发病和流行,男女发病率相差不大,各年龄段均可发生。临床表现为食欲减退、厌油腻、乏力、黄疸、肝大、肝区疼痛和肝功能异常等。

一、病因和发病机制

病因为肝炎病毒。目前已知的肝炎病毒有甲、乙、丙、丁、戊、庚六种类型,其特点见表8-2。

表8-2　各型肝炎病毒的特点

病毒类型	病毒性质	传播途径	潜伏期/d	转为慢性肝炎
甲型(HAV)	RNA	消化道	15~50	无
乙型(HBV)	DNA	输血、注射、密切接触	30~160	5%~10%
丙型(HCV)	RNA	输血、注射、密切接触	15~160	>70%
丁型(HDV)	RNA	输血、注射、密切接触	30~50	<5%
戊型(HEV)	RNA	消化道	10~60	无
庚型(HGV)	RNA	输血、注射	不详	无

病毒性肝炎的发生机制比较复杂,至今尚未阐明。一般认为 HAV 可能在肝细胞内繁殖直接引起肝细胞损伤。HBV 并不直接作用于肝细胞,而是通过细胞免疫反应导致肝细胞损伤。肝细胞损伤程度与肝炎病毒的数量、毒力及机体免疫反应的强弱密切相关:①机体免疫功能正常,病毒数量少、毒性弱时,发生急性普通性肝炎。②机体免疫功能强,感染病毒数量多、毒性强时,发生重型肝炎。③机体免疫功能低下者,肝细胞反复损害则为慢性肝炎。④机体免疫缺陷或功能低下者,成为无症状病毒携带者。

二、基本病理变化

各型病毒性肝炎病变基本相同,都是以肝细胞的变性、坏死为主,同时伴有不同程度的炎症细胞浸润、肝细胞再生和间质纤维组织增生。属于以变质为主的炎症。

(一)肝细胞变性、坏死

1. 肝细胞变性

(1)细胞水肿:是最常见的病变,由肝细胞受损,细胞内水分增多所致。光镜下表现为胞质疏松化和气球样变。肝细胞明显肿大,胞质疏松半透明、呈网状,称为胞质疏松化;进一步发展,肝细胞体积更加肿大,细胞高度肿胀呈球形,胞质几乎透明,则称为气球样变。

(2)嗜酸性变:此种变性一般累及单个或几个肝细胞,散在于肝小叶内。光镜下见病变肝细胞胞质因水分脱失而浓缩,体积缩小,胞质嗜酸性染色增强,称为嗜酸性变(图8-3)。

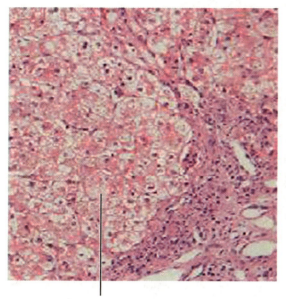
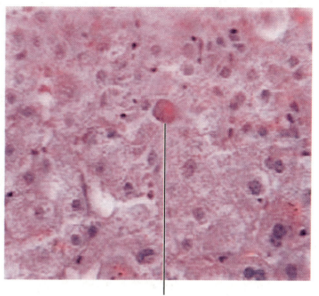

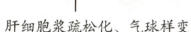
肝细胞浆疏松化、气球样变　　　　　　肝细胞嗜酸性变、嗜酸性小体

图 8-3　肝细胞变性（显微镜下）

2. 肝细胞坏死

（1）溶解性坏死：由气球样变发展而来，核固缩、核溶解，最终细胞解体。根据肝细胞坏死的范围、分布特点不同，可分为四种类型。①点状坏死：单个或数个肝细胞坏死，散在肝小叶内，常见于急性普通型肝炎。②碎片状坏死：肝小叶周边界板肝细胞的灶状坏死和溶解，常见于慢性肝炎。③桥接坏死：中央静脉与汇管区之间、两个中央静脉之间或两个汇管区之间出现的相互连接的坏死带，常见于中度和重度慢性肝炎。④大片坏死：几乎累及整个肝小叶的大范围肝细胞坏死，常见于重型肝炎。

（2）凋亡：由上述的嗜酸性变进一步发展形成。表现为核浓缩、消失，胞浆浓缩红染，最终形成均匀红染的圆形小体，称凋亡小体（嗜酸性小体）（图 8-3）。

（二）炎症细胞浸润

主要为淋巴细胞和单核细胞呈散在性或灶状浸润于肝小叶内和汇管区。

（三）肝细胞再生和间质反应性增生

1. 肝细胞再生　坏死的肝细胞周围常出现肝细胞的再生。再生肝细胞的体积较大，核大且染色深，可有双核。若坏死范围大，肝细胞网状纤维支架破坏，再生的肝细胞呈团块状排列，称为结节状再生。

2. 库普弗细胞（Kupffer cell）增生　细胞呈梭形或三角形，胞质丰富，突出于窦壁或脱落于肝窦内，成为游走的吞噬细胞，参与炎症细胞浸润。

3. 间叶细胞及成纤维细胞增生　间叶细胞具有多向分化的潜能，存在于肝间质内，可分化为组织细胞、成纤维细胞。在反复发生的严重坏死病例中，由于大量纤维组织增生可发展为肝纤维化及肝硬化。

三、临床病理类型及特点

病毒性肝炎可根据病程长短、病变程度和临床表现的不同进行临床病理分类。

（一）普通型病毒性肝炎

普通型病毒性肝炎分为急性和慢性两种类型。

1. 急性（普通型）肝炎　为病毒性肝炎中最常见的类型。临床上可分为黄疸型和无黄疸型，两者病变基本相同。我国以无黄疸型肝炎多见，其中主要为乙型病毒性肝炎，部分为丙型肝炎。

肉眼观察　肝脏肿大，重量增加，包膜紧张，质较软，表面光滑。

镜下观察　①肝细胞广泛变性，且以细胞水肿为主，表现为胞质疏松化和气球样变最为普遍。②肝细胞坏死轻微，肝小叶内主要为点状坏死。③汇管区及肝小叶内坏死区有少量炎症细胞浸润（图8-4）。

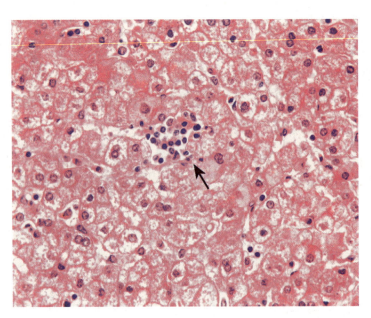

图 8-4　急性（普通型）肝炎
肝细胞水肿，箭头示点状坏死处伴炎症细胞浸润。

临床病理联系，病人因肝细胞肿胀而出现肝体积增大、肝区疼痛或压痛；因肝细胞损伤，肝细胞内的酶释放入血，导致血清转氨酶升高；胆红素代谢发生障碍，出现黄疸。急性肝炎多在半年内逐渐恢复，但乙型、丙型肝炎恢复较慢，其中乙型肝炎 5%~10%、丙型肝炎约 70% 可转为慢性肝炎。

2. 慢性（普通型）肝炎　病毒性肝炎病程持续半年以上者即为慢性肝炎。根据炎症、坏死及纤维化程度分为下述三型。

（1）轻度慢性肝炎：肝细胞点状坏死，偶见轻度碎片状坏死。汇管区慢性炎症细胞浸润,周围少量纤维组织增生,肝小叶结构完整。

（2）中度慢性肝炎:肝细胞变性、坏死明显,有中度碎片状坏死和特征性的桥接坏死。汇管区和小叶内炎症细胞浸润明显,肝小叶内有纤维间隔形成,但小叶结构大部分完整。

（3）重度慢性肝炎:肝细胞重度碎片状坏死及大范围桥接坏死。坏死区肝细胞结节状再生,并有大量纤维组织增生形成纤维条索,分割肝小叶正常结构。

晚期肝表面呈颗粒状,质地较硬,逐步转变为肝硬化。临床上病人表现为肝区不适,食欲不振及肝肿大。

（二）重型病毒性肝炎

重型病毒性肝炎是最严重的一型病毒性肝炎,较少见。根据起病缓急和病变程度可分为急性重型肝炎和亚急性重型肝炎两型。

1. 急性重型肝炎　少见,起病急,病情重,病程短,多数病人在10d左右死亡,故临床又称为暴发型肝炎。

（1）肉眼观察　肝脏体积显著缩小,左叶为重,重量由正常1 500g减至600~800g,质地柔软,被膜皱缩,切面呈黄色或红褐色,又称为急性黄色（或红色）肝萎缩。

（2）镜下观察　肝细胞弥漫性大片坏死,仅小叶周边残留少数变性的肝细胞,残留肝细胞再生现象不明显,坏死区和汇管区可见大量炎症细胞浸润,以淋巴细胞为主（图8-5）。

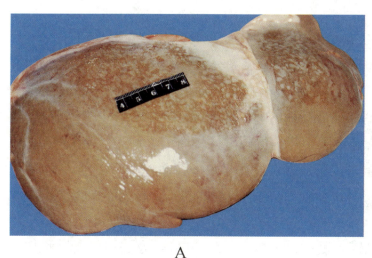
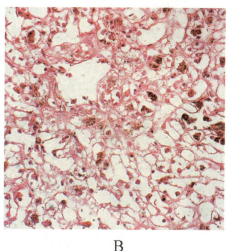

A　　　　　　　　　　　　　　B

图8-5　急性重型肝炎

A. 肝体积明显缩小,重量明显减轻,被膜皱缩,表面呈黄色;B. 镜下肝细胞弥漫性大片坏死,坏死区有大量淋巴细胞浸润。

临床病理联系,肝细胞大片坏死,可导致胆红素大量入血、凝血因子合成障碍、肝脏解毒功能严重障碍等,临床表现为黄疸、出血倾向和肝性脑病等。本病预后极差,病人在短时间内可因肝、肾衰竭和肝性脑病死亡,少数转为亚急性重型肝炎。

2. 亚急性重型肝炎　起病稍慢,病程较长,多数由急性重型肝炎转变而来。

（1）肉眼观察　肝体积缩小,被膜皱缩,呈黄绿色,质地软硬程度不一。

（2）镜下观察　既有肝细胞较大范围的坏死，又有肝细胞结节状再生，再生肝细胞排列紊乱，失去原有小叶结构；坏死区有大量炎症细胞浸润及纤维组织增生。

临床上表现为肝功能不全，如积极治疗，可阻止病情进一步发展。多数病人继续发展而演变为坏死后肝硬化。

第三节　肝　硬　化

 导入案例

病人，男，61 岁，退休工人。1h 前突然呕血，急诊入院。病人去年 7 月份在某医院诊断为"肝硬化失代偿期"，病人于 1h 前进食晚餐后出现恶心，呕出鲜红色血液，量约 300ml，无血凝块。伴头晕、心悸、口干。入院后又呕鲜血约 500ml，头昏、乏力，次晨共解柏油样便 2 次，每次约 150g。病人有乙肝病史多年，确诊肝硬化 1 年余。B 超：提示肝硬化，门静脉高压，脾肿大，中等量腹水。腹水常规为漏出液。腹水病理：未见癌细胞。住院后因再次大出血抢救无效死亡。

请思考：

1. 根据提供的病史及检查结果，该病人的诊断是什么？诊断依据有哪些？

2. 门脉性肝硬化的病理变化如何？临床病理联系是什么？

肝硬化（liver cirrhosis）是由于肝细胞弥漫性变性、坏死，纤维组织增生和肝细胞结节状再生，这三种病变反复交替进行，导致肝小叶结构被破坏和血液循环途径逐渐被改建，最终肝脏变形、变硬的一种常见的慢性肝脏疾病。发病年龄多在 20~50 岁之间，男女发病率无明显差异，早期可无明显症状，后期出现一系列不同程度的门脉高压症和肝功能障碍的表现。

由于肝硬化的病因及发病机制较为复杂，至今尚无统一的分类方法。按国际形态分类，可分为大结节型、小结节型、大小结节混合型和不完全分隔型四型肝硬化。我国常采用结合病因、病变特点及临床表现的综合分类方法，分为门脉性、坏死后性、胆汁性等。其中以门脉性肝硬化最为常见，其次为坏死后肝硬化，本节着重介绍这两种肝硬化。

一、门脉性肝硬化

门脉性肝硬化是最常见的一型肝硬化，相当于国际分类的小结节性肝硬化。

（一）病因和发病机制

1. 病毒性肝炎　是我国肝硬化的主要原因，尤其是乙型和丙型病毒性肝炎。

2. 慢性酒精中毒　长期大量酗酒是引起肝硬化的另一个重要因素,在欧美国家表现的比较突出。酒精在肝脏内代谢,可转化为乙醛直接损伤肝细胞,导致肝细胞脂肪变性,进而逐渐发展为肝硬化。

3. 营养不良　研究发现,当食物中长期缺乏胆碱或蛋氨酸类物质时,可引起脂肪肝,并进一步发展为肝硬化。

4. 有毒物质的损伤作用　某些化学物质如四氯化碳、磷、砷等及黄曲霉素长期作用于肝脏,可致肝细胞损伤而引起肝硬化。

上述各种原因长期反复作用于肝脏,引起肝细胞弥漫性变性、坏死及炎症反应,坏死区内原有的网状支架塌陷后,使再生的肝细胞不能沿原有支架再生,形成不规则的肝细胞团,即结节状再生。在此基础上发生纤维组织增生,增生纤维组织分割肝小叶,并包绕成大小不等的肝细胞团,形成假小叶,最终肝内血液循环途径被改建,肝功能障碍而形成肝硬化。

(二)病理变化

1. 肉眼观察　早期肝体积正常或稍增大,重量增加,质地正常或稍硬。晚期肝体积明显缩小,重量可减轻至1 000g以下(正常约1 500g),硬度增加,表面呈颗粒状或小结节状,结节大小相仿,直径多在0.15~0.5cm,一般不超过1cm。切面见圆形或类圆形小结节,其大小与表面结节一致,结节周围由灰白色纤维组织包绕(图8-6)。

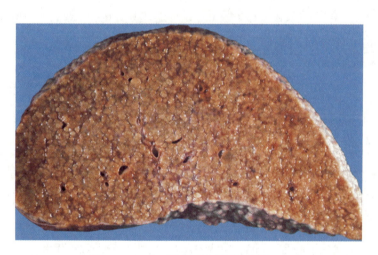

图8-6　门脉性肝硬化大体观
表面和切面呈弥漫全肝的小结节。

2. 镜下观察　正常肝小叶结构破坏,被假小叶所取代,这是肝硬化的特征性病变。假小叶是指由广泛增生的纤维组织将原有肝小叶分割、包绕成大小不等的圆形或类圆形肝细胞团(图8-7)。假小叶的特点:①肝细胞排列紊乱,可见变性、坏死和再生的肝细胞,再生的肝细胞体积增大,核大深染。②中央静脉缺如、偏位或有两个以上。③大量纤维组织增生,包绕假小叶的纤维间隔宽窄比较一致,内有少量淋巴细胞和单核细胞浸润,并可见小胆管增生。

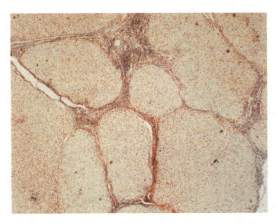

图8-7 门脉性肝硬化镜下观（VG染色）弥漫全肝的假小叶形成，纤维组织分割原来的肝小叶并包绕成大小不等的圆形或类圆形的肝细胞团形成假小叶，假小叶内中央静脉常缺如、偏位。

（三）临床病理联系

1. 门脉高压症　门静脉压力升高的主要原因：①肝内广泛纤维组织增生，肝血窦闭塞或窦周纤维化，使门静脉回流受阻（窦性阻塞）。②假小叶压迫小叶下静脉，肝窦内血液流出受阻，而影响门静脉血流入肝血窦（窦后性阻塞）。③肝动脉小分支与门静脉属支异常吻合，形成动-静脉短路，使肝动脉血直接流入门静脉属支（窦前性吻合）。门静脉压力升高后，胃、肠、脾等器官的静脉血回流受阻，病人常出现一系列的症状和体征。

（1）慢性淤血性脾大：门静脉压力升高，脾静脉回流受阻，引起脾淤血肿大，常伴有脾功能亢进，对血细胞破坏增多，病人表现为贫血及出血倾向。

（2）胃肠淤血、水肿：门静脉压力升高，胃肠静脉回流受阻导致胃肠壁淤血、水肿，影响胃肠的消化吸收功能，出现腹胀，食欲不振等症状。

（3）腹水：是肝硬化晚期的突出表现。病人腹腔内聚积大量淡黄色透明漏出液，可导致腹部明显膨隆。腹水形成的原因有三个方面。①门静脉高压使门静脉系统的毛细血管流体静力压升高，液体漏入腹腔。②肝细胞受损，合成的白蛋白减少，使血浆胶体渗透压降低，促进腹腔积液形成。③肝功能障碍，醛固酮、抗利尿激素灭活减少，导致水钠潴留而形成腹水。

（4）侧支循环形成：门静脉高压时，门静脉与体循环静脉之间代偿性扩张，使门静脉血经吻合支绕过肝脏直接回流至右心。①食管下段静脉丛：由门静脉血经胃冠状静脉、食管静脉丛、奇静脉入上腔静脉形成。肝硬化晚期病人常因粗糙食物摩擦或腹腔压力剧增而导致曲张的食管下段静脉丛破裂，引发上消化道大出血，是肝硬化病人常见的死亡原因之一。②直肠静脉丛：由门静脉血经肠系膜静脉、直肠静脉丛、髂内静脉回流入下腔静脉而形成。可引起直肠静脉丛曲张，形成痔核，破裂时可引起便血。③脐周及腹壁静脉网：由门静脉血经附脐静脉、脐周静脉网、腹壁静脉分别进入上、下腔静脉而形成。可引起脐周浅静脉高度扩张，形成"海蛇头"现象，是门静脉高压的重要体征（图8-8）。

2. 肝功能障碍　主要是肝细胞长期反复受到损伤所致。表现为：

（1）蛋白质合成障碍：肝细胞受损后，合成蛋白的功能降低，人血白蛋白含量减少，白／球蛋白比值下降甚至倒置。

（2）出血倾向：由于肝脏合成凝血因子减少，病人常有鼻、牙龈出血，皮肤黏膜瘀点、瘀斑等。

（3）胆色素代谢障碍：由于肝细胞受损和胆汁淤积所致，出现皮肤、黏膜、巩膜黄染现象。

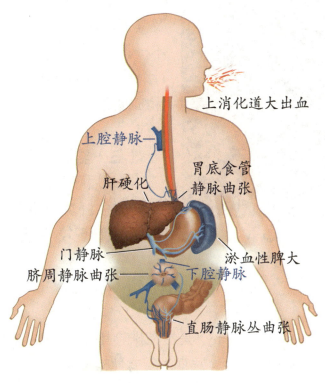

图 8-8　门静脉高压时侧支循环示意图

（4）对雌激素灭活作用减弱：表现为男性乳腺发育、睾丸萎缩；女性月经失调、不孕等。体内雌激素水平升高，还可导致病人颈面部、胸部小动脉末梢扩张，出现蜘蛛痣。有些病人手掌大、小鱼际呈潮红色，称为肝掌。

（5）肝性脑病（肝昏迷）：此乃最严重的后果，肝脏解毒功能障碍，体内毒性代谢产物增多引起肝性脑病，常为肝硬化病人又一主要死亡原因。

二、坏死后肝硬化

坏死后肝硬化是在肝细胞发生大片坏死的基础上形成的。按国际形态分类相当于大小结节混合型肝硬化。

（一）病因

1. 病毒性肝炎　多由亚急性重型肝炎或慢性肝炎反复发作导致。

2. 药物或化学物质中毒　某些药物或化学毒物中毒可引起肝细胞弥漫性中毒性坏死，也可形成坏死后肝硬化。

（二）病理变化

1. 肉眼观察　肝体积缩小，变硬，以左叶为重，肝表面和切面的结节较大，且大小不等，最大直径可达 5~6cm，切面见结节周围的纤维间隔明显增宽，并且宽窄不一，肝脏变形明显（图 8-9）。

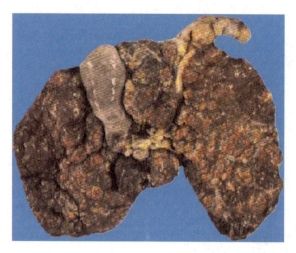

图 8-9　坏死后肝硬化

2. 镜下观察　由于肝细胞坏死范围及其形状不规则，故假小叶大小不等、形状不一；假小叶内的肝细胞有不同程度的变性、坏死；小叶间的纤维间隔较宽，其中炎症细胞浸润、小胆管增生均较门脉性肝硬化明显。

（三）结局

坏死后肝硬化由于肝细胞坏死较严重，病程较短，肝功能障碍的表现比门脉性肝硬化明显且出现较早，癌变率较高。

第四节　肝性脑病

肝性脑病（hepatic encephalopathy）是指在排除其他已知脑疾病的前提下，继发于严重肝脏疾病的一种神经精神综合征。早期表现有性格改变、行为异常、扑翼样震颤等，晚期表现为嗜睡、昏迷，又称肝昏迷。

一、肝性脑病的病因和分类

根据病因不同，肝性脑病可分为内源性和外源性两大类。

（一）内源性肝性脑病

内源性肝性脑病多见于急性重型病毒性肝炎或中毒性肝炎，肝细胞广泛坏死，代谢毒物不能被有效清除，导致中枢神经系统的功能紊乱。此型脑病多呈急性发作，无明显诱因，血氨可不增高。病人经短期兴奋、躁动和谵妄状态后，很快进入深昏迷，常在数日内死亡。

（二）外源性肝性脑病

外源性肝性脑病常继发于晚期肝硬化和门－体静脉分流术后。由于门－体静脉间有手术分流或自然形成的侧支循环，使肠道吸收的毒性物质未经肝脏处理而进入体循环，导致中枢神经系统的功能紊乱。此型脑病起病缓慢，病程长，有一定诱因，伴有血氨升高。

二、肝性脑病的发病机制

肝性脑病的发病机制尚不完全清楚。目前被普遍接受的有氨中毒学说、假性神经递质学说和氨基酸失衡学说等。

（一）氨中毒学说

正常情况下，由肠道、肾和肌肉等处代谢过程中产生的氨，在肝中经鸟氨酸循环合成尿素排出体外,使氨的生成与清除保持动态平衡,血氨浓度不超过 59μmol/L。临床上约有 80% 的肝性脑病病人的血液及脑脊液中氨浓度升高,提示肝性脑病的发生与血氨升高有关。

1. 血氨升高的原因

(1)氨的清除不足:通常体内产生的氨在肝进入鸟氨酸循环,合成尿素后经肾清除。肝功能严重障碍时,供给鸟氨酸循环的 ATP 严重不足,同时鸟氨酸循环的酶系统严重受损,导致尿素合成减少,氨的清除能力降低,血氨升高;此外,肝硬化晚期门静脉高压,门-体静脉侧支循环形成,来自肠道的氨绕过肝脏直接进入体循环,致血氨升高。

(2)产氨增多:①肝硬化时,消化道淤血、水肿致使肠道细菌生长活跃,分泌的氨基酸氧化酶及尿素酶增多。②合并上消化道出血,在肠道内的血液蛋白质增多,经细菌分解产氨。③慢性肝病晚期常伴有肾功能不全,由此引起氮质血症,血液中的尿素增高,弥散到肠腔的尿素增加,经细菌分解氨的生成增多。④肝性脑病昏迷前期,病人躁动不安、肌肉震颤等症状,使产氨增加。

2. 氨对脑的毒性作用　①干扰脑细胞的能量代谢,脑内能量生成减少和消耗增多,不能维持脑细胞的各种功能,从而不能保证中枢神经系统的兴奋活动。②干扰脑内神经递质的平衡,血氨升高可使脑内神经递质的平衡被打破,兴奋性递质(谷氨酸、乙酰胆碱)减少而抑制性神经递质(谷氨酰胺、γ-氨基丁酸)增多,导致中枢神经系统功能紊乱。③氨对神经细胞膜的抑制作用,氨可干扰神经细胞膜 Na^+-K^+-ATP 酶的活性,进而影响脑细胞的兴奋和传导过程。

(二)假性神经递质学说

正常时脑干网状结构中的神经递质主要是去甲肾上腺素和多巴胺等,它们的作用能维持大脑皮质的兴奋和清醒状态。肝功能严重障碍或门-体静脉侧支循环形成时,血液中的胺类物质(苯乙胺和酪胺)浓度升高,透过血脑屏障进入脑内,在 β-羟化酶的作用下分别生成苯乙醇胺和羟苯乙醇胺,它们的化学结构与正常的神经递质去甲肾上腺素和多巴胺很相似,但生理效应仅相当于正常递质的 1/10 左右,所以两者被称为假性神经递质(图 8-10)。当脑干网状结构中假性神经递质增多时,可竞争性地排挤或取代正常神经递质,致使神经传导发生障碍,大脑皮质从兴奋转入抑制状态,病人出现意识障碍甚至昏迷。

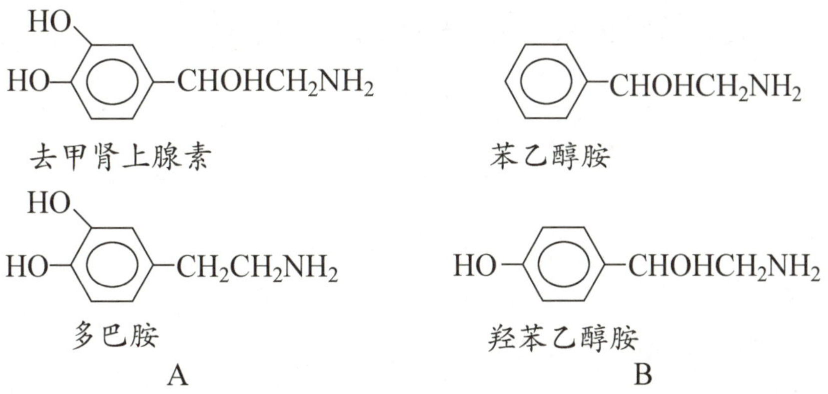

图 8-10　正常神经递质与假性神经递质
A. 正常神经递质;B. 假性神经递质

除氨中毒和假性神经递质学说外,还有血浆氨基酸失衡及血清 GABA 学说等,均与肝性脑病的发生有密切关系。

三、肝性脑病的诱因

（一）高蛋白饮食

慢性肝病伴有明显门－体分流的病人,对动物蛋白耐受性差,如一次大量进食高蛋白食物,蛋白质被肠道细菌分解,产生大量氨等有害物质,则可能诱发肝性脑病。

（二）上消化道出血

上消化道出血是肝性脑病最常见的诱因。肝硬化病人常有食管与胃底静脉曲张,食入粗糙食物或腹压升高时,曲张的静脉易破裂,大量血液进入消化道,血中的蛋白质经肠道细菌作用下生成大量氨及其他毒性物质。另外,出血还可造成低血压、低血氧,可增强脑细胞对毒物的敏感性。

（三）感染

感染可造成缺氧和体温升高,全身各组织分解代谢增强,氨的产生增多。

（四）止痛、镇静、麻醉药的使用不当

由于肝脏是代谢和清除这些药物的器官,长期使用可造成药物蓄积,加重肝功能损害,促使肝性脑病的发生。

（五）其他

避免快速利尿和放腹水,注意水、电解质和酸碱平衡；饮酒、低血糖和便秘等均可诱发肝性脑病。

本章小结
本章学习重点是消化性溃疡和病毒性肝炎的基本病理变化；门脉性肝硬化的基本病理变化和临床病理联系。学习难点是消化性溃疡的发病机制,门脉性肝硬化的病因和机制,腹水形成的影响因素和侧支循环形成的临床意义,能识别肝性脑病的各期表现。在学习过程中注意联系肝脏的解剖与生理知识,理解肝硬化的表现,提高运用知识解决问题的能力。

（毛旭娟）

思考与练习

1. 消化性溃疡有哪些病理变化?
2. 假小叶的形态结构特点是什么?
3. 肝硬化门脉高压症的临床病理联系有哪些?

第九章 | 泌尿系统疾病

09章 数字资源

学习目标

1. 掌握急、慢性肾小球肾炎的病变特点、临床病理联系及预后；急性肾盂肾炎的病理变化、临床病理联系及预后。
2. 熟悉快速进行性肾小球肾炎的病变特点、临床病理联系及预后；肾盂肾炎的概念、病因、感染途径及诱因；慢性肾盂肾炎的病理变化、临床病理联系及预后；尿石症的病因、发病机制、病理变化及临床病理联系；肾衰竭、尿毒症的概念；急性肾衰竭、慢性肾衰竭的病理变化。
3. 了解肾小球肾炎的病因和发病机制、尿毒症的病理变化。
4. 学会应用病理学研究方法进行泌尿系统疾病问题的判断和认知。
5. 具有实事、严谨、认真的工作作风。

泌尿系统由肾、输尿管、膀胱和尿道组成。肾脏是泌尿系统中最重要的脏器，主要功能是排泄代谢产物，调节水、电解质和酸碱平衡。肾脏还具有内分泌功能，分泌肾素、促红细胞生成素和前列腺素等生物活性物质。

泌尿系统疾病分为肾和尿路的病变，常见病变类型有炎症、肿瘤、代谢性疾病、尿路梗阻、血管疾病和先天性畸形等。本章主要介绍肾小球肾炎、肾盂肾炎等内容。

第一节　肾小球肾炎

 导入案例

患儿，男，8岁。因尿量减少 4d，伴眼睑水肿入院，3周前有咽喉肿痛史。查体：面色苍白，眼睑水肿，双侧扁桃体红肿。24h 尿量为 450ml，尿比重 1.020，尿蛋白（+++），红细

135

胞(＋),颗粒管型(＋)。

请思考:

1. 该患儿应诊断为什么病?

2. 该病的病变特点有哪些?

肾小球肾炎(glomerulonephritis, GN)简称肾炎,是一组以肾小球损伤和改变为主的变态反应性疾病。临床表现主要有蛋白尿、血尿、水肿和高血压等。肾小球肾炎可分为原发性和继发性。原发性肾小球肾炎指原发于肾脏的独立疾病,病变主要累及肾。继发性肾小球肾炎的肾脏病变是由其他疾病引起的,肾脏病变是系统性疾病的组成部分,如红斑狼疮性肾炎、过敏性紫癜性肾炎等。本节仅介绍原发性肾小球肾炎。

一、病因和发病机制

肾小球肾炎(简称肾炎)的病因和发病机制虽然尚未完全明了,但研究已证实大部分是由抗原抗体结合形成的免疫复合物沉积于肾小球引起。与肾小球肾炎有关的抗原分为内源性和外源性两大类。内源性抗原,包括肾小球性抗原(肾小球基膜抗原、内皮细胞膜抗原等)和非肾小球性抗原(核抗原、免疫球蛋白和肿瘤抗原等);外源性抗原,包括生物性抗原(细菌、病毒、寄生虫、真菌和螺旋体等)和非生物性抗原(药物和异种血清等)。其发生机制主要有两种方式。

(一)循环免疫复合物沉积

循环免疫复合物的抗原可以是外源性抗原,也可以是内源性抗原。抗原刺激机体产生相应抗体,抗原与抗体在血液循环中结合成免疫复合物(抗原-抗体复合物)。各种免疫复合物在肾小球内沉积,引起肾小球肾炎。

(二)原位免疫复合物形成

肾小球的固有成分,在某种情况下成为抗原,或非肾小球抗原进入肾小球后与肾小球某一成分结合,形成植入性抗原,刺激机体产生相应抗体。抗原与抗体在肾小球内结合成免疫复合物,引起肾小球肾炎。

二、基本病理变化

1. 变质性变化　肾小球内出现玻璃样变性,甚至发生纤维素样坏死。

2. 渗出性变化　肾小球内可见中性粒细胞等炎症细胞和纤维素渗出。

3. 增生性变化　肾小球内细胞数目增多,主要是系膜细胞、内皮细胞、肾小球球囊脏层或壁层上皮细胞增生等。晚期系膜基质增多,导致肾小球硬化。

三、常见类型和临床病理联系

原发性肾小球肾炎的主要病理类型有：①急性弥漫性增生性肾小球肾炎；②急进性（新月体性）肾小球肾炎；③膜性肾小球肾炎；④微小病变性肾小球肾炎；⑤局灶性节段性肾小球肾炎；⑥膜增生性肾小球肾炎；⑦系膜增生性肾小球肾炎；⑧IgA 肾病；⑨慢性肾小球肾炎。

本节主要介绍几种常见的病理类型。

（一）急性弥漫性增生性肾小球肾炎（毛细血管内增生性肾小球肾炎）

急性弥漫性增生性肾小球肾炎的病变为弥漫性，两侧肾几乎全部肾小球受累。多见于儿童。其病变特点是弥漫性毛细血管内皮细胞和系膜细胞增生，伴中性粒细胞和巨噬细胞浸润。最常见的病因为 A 组乙型溶血性链球菌感染。

1. 病理变化

（1）肉眼观察：双侧肾脏轻到中度肿大，被膜紧张、表面光滑、色较红，故称大红肾。若肾脏表面及切面可见散在的小出血点，如蚤咬状，称蚤咬肾（图 9-1）。

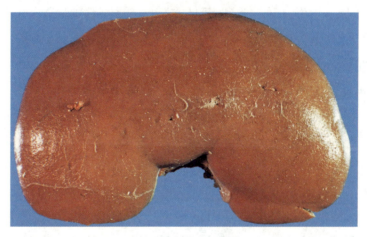

图 9-1　急性弥漫性增生性肾小球肾炎（肉眼观）

（2）镜下观察：病变累及双肾的绝大多数肾小球，肾小球体积增大，内皮细胞和系膜细胞增生，内皮细胞肿胀，可见中性粒细胞和单核细胞浸润。毛细血管腔狭窄或闭塞。病变严重处血管壁发生纤维素样坏死，局部出血，可伴血栓形成。近曲小管上皮细胞变性。肾小管管腔内出现蛋白管型、红细胞或白细胞管型及颗粒管型。肾间质充血、水肿并有炎症细胞浸润（图 9-2）。

2. 临床病理联系　急性弥漫性增生性肾小球肾炎的主要临床表现为急性肾炎综合征。

（1）尿的变化：由于肾小球毛细血管损伤，通透性增加，故血尿为常见症状。轻者为镜下血尿，重者为肉眼血尿。常伴有蛋白尿、管型尿。可出现少尿，少数病人可发展为无尿、氮质血症和肾衰竭。

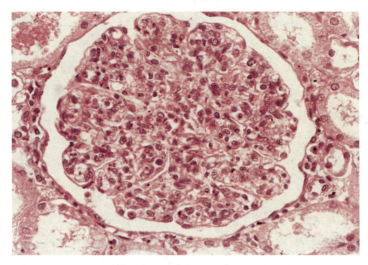

图 9-2　急性弥漫性增生性肾小球肾炎（镜下观）

（2）水肿：病人常有轻度或中度水肿，往往首先出现在组织疏松的部位如眼睑。水肿的原因主要是由于肾小球滤过减少，而肾小管重吸收功能相对正常，引起水钠潴留，以及变态反应引起毛细血管通透性增高而引起。

（3）高血压：病人常有轻至中度高血压。高血压的主要原因可能与水钠潴留引起的血容量增加有关。

3. 预后　儿童病人预后良好，多数患儿在数周或数月内痊愈。不到 1% 的患儿转变为急进性肾小球肾炎。少数病人，且多为成年人病变缓慢进展，转为慢性肾小球肾炎。

（二）急进性肾小球肾炎

急进性肾小球肾炎大多见于青年人和中年人。病变特点为肾小球内有大量新月体形成，又称为新月体性肾小球肾炎。病变严重，进展很快，常在数周至数月内发生肾衰竭，死于尿毒症，故又称快速进行性肾小球肾炎。

1. 病理变化

（1）肉眼观察：双肾体积增大，色苍白，皮质表面可有点状出血。

（2）镜下观察：多数肾小球内有新月体形成。新月体主要由肾小球壁层上皮细胞增生和渗出的单核细胞构成。肾小球壁层上皮细胞增生显著，堆积成层，在肾球囊内毛细血管球周围呈新月形或环状，故称为新月体。新月体细胞成分间有较多纤维素，纤维素渗出是刺激新月体形成的重要原因。早期新月体主要由增生的上皮细胞和单核细胞组成，称为细胞性新月体。新月体内增生的上皮细胞之间逐渐出现新生的纤维细胞，以后纤维组织逐渐增多形成纤维－细胞性新月体。最后新月体内的细胞和渗出物完全由纤维组织替代，成为纤维性新月体（图 9-3）。

2. 临床病理联系　主要临床表现为急进性肾炎综合征。

（1）尿的变化：临床上多出现血尿、蛋白尿，迅速出现少尿，甚至无尿。

（2）水肿：肾小球滤过障碍引起钠、水潴留，出现不同程度水肿。

（3）高血压：大量肾单位纤维化，玻璃样变性，肾组织缺血，通过肾素－血管紧张素的作用，可发生高血压。

（4）氮质血症：少尿、无尿，代谢废物在体内潴留而形成氮质血症。

3. 预后　急进性肾小球肾炎，由于病变广泛，发展迅速，预后较差，如不及时采取措施病人往往于数周至数月内死于尿毒症。预后一般与病变的广泛程度和新月体的数量有关。

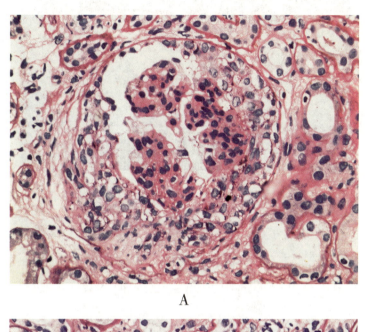

A

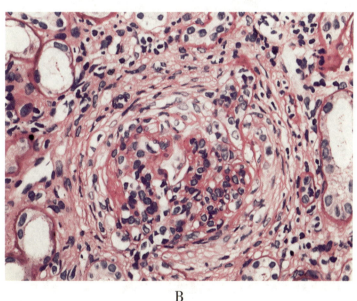

B

图 9-3　急进性肾小球肾炎（PAS 染色）
A. 细胞性新月体；B. 纤维性新月体。

（三）慢性肾小球肾炎

慢性肾小球肾炎是各种类型肾小球肾炎发展到晚期的结果，病变特点是大量肾小球发生玻璃样变和硬化，又称慢性硬化性肾小球肾炎。

1. 病理变化

（1）肉眼观察　两肾体积缩小，色苍白，表面呈弥漫性细颗粒状，故称为颗粒性固缩肾（图 9-4）。切面见肾皮质萎缩变薄，皮髓质分界不明显。

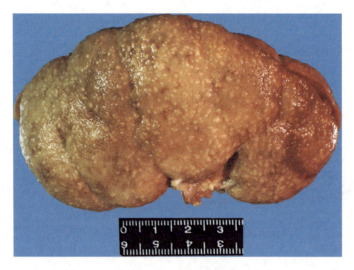

图 9-4　慢性肾小球肾炎（肉眼观）

（2）镜下观察　大量肾小球玻璃样变和硬化,所属的肾小管萎缩、纤维化、消失。存留的肾单位常发生代偿性肥大,肾小球体积增大,肾小管扩张,腔内常有各种管型。间质纤维组织明显增生,并伴有淋巴细胞和浆细胞浸润。间质纤维化使肾小球相互靠拢称肾小球集中现象（图 9-5）。

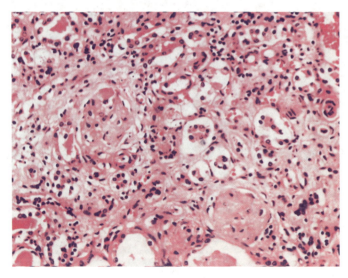

图 9-5　慢性肾小球肾炎（镜下观）

2. 临床病理联系　慢性肾小球肾炎主要表现为慢性肾炎综合征,即多尿、夜尿、低比重尿,高血压,贫血,氮质血症和尿毒症。

（1）尿的变化:由于大量肾单位破坏,功能丧失,血液流经残留肾单位时速度加快,肾小球滤过率显著增加,远超肾小管和集合管的重吸收、尿浓缩能力,病人出现多尿、夜尿和低比重尿。

（2）高血压:由于大量肾单位破坏,肾内细小动脉硬化,使肾组织缺血严重,肾素分泌增多,导致血压持续增高。

（3）贫血：由于肾单位大量破坏，促红细胞生成素分泌减少，同时体内代谢产物堆积抑制骨髓造血、促进溶血，导致贫血。

（4）氮质血症和尿毒症：随病变进展，残存肾单位越来越少，代谢产物不能及时排出，水、电解质和酸碱平衡失调，导致氮质血症和尿毒症。

3. 预后　慢性肾小球肾炎病程进展的速度差异很大，但预后均很差。病人最终多因尿毒症或由高血压引起的心力衰竭或脑出血而死亡。

四、影像学及其他检查方法

通过尿常规检查可用于初步检测尿蛋白、潜血、白细胞、管型、细菌、酸碱度和比重等。血液检查一般包括血常规，血生化，肌酐清除率；其他检查包括感染、肿瘤和免疫方面有助于辅助诊断的各项检验。B超检查肾脏大小有助于判断肾病的进程；胸片和超声学方面检查有助于发现胸腔积液和腹水等。

 知识拓展

血 液 透 析

血液透析是急慢性肾功能衰竭病人肾脏替代治疗方式之一。它通过将体内血液引流至体外，经一个由无数根空心纤维组成的透析器中，血液与含机体浓度相似的电解质溶液（透析液）在一根根空心纤维内外，通过弥散／对流进行物质交换，清除体内的代谢废物、维持电解质和酸碱平衡；同时清除体内过多的水分，并将经过净化的血液回输的整个过程称为血液透析。

第二节　肾 盂 肾 炎

 导入案例

病人，女，36岁，尿频、尿急、尿痛、腰痛和发热3d入院。病人7d前曾行膀胱镜检查，3d前开始出现发热，伴腰痛、尿频、尿急、尿痛。查体：T 38.9℃，Bp 135/105mmHg，下腹部轻压痛，双肾区叩痛（＋）。实验室检查：血白细胞$28.9×10^9$/L，尿常规显示尿蛋白（＋），白细胞（＋＋＋），可见脓球和白细胞管型，红细胞5~10/HP，尿培养大肠杆菌（＋）。

请思考：

1. 该病人的病理诊断是什么？肾脏有何病理变化？

2. 病人为何会出现尿频、尿急、尿痛、脓尿和菌尿？

肾盂肾炎（pyelonephritis）是一种常见的肾盂黏膜和肾间质的化脓性疾病，可发生于任何年龄，多见于女性。临床上常有发热、腰痛、血尿和脓尿以及尿频、尿急、尿痛等膀胱刺激症状。可分为急性肾盂肾炎和慢性肾盂肾炎两种。

一、病因和发病机制

肾盂肾炎主要由肠道革兰氏阴性菌引起，其中主要是大肠杆菌。急性肾盂肾炎常为单一的细菌感染，慢性肾盂肾炎多为两种以上细菌的混合感染。

（一）感染途径

肾盂肾炎的感染途径通常有以下两种：

1. 上行性感染　发生下泌尿道的炎症如尿道炎或膀胱炎时，细菌可沿输尿管或输尿管周围的淋巴管上行到肾盂，引起肾盂和肾间质的炎症。病原菌以大肠杆菌为主。病变可累及一侧或两侧肾。大多数肾盂肾炎为上行性感染。

2. 血源性（下行性）感染　发生败血症或细菌性心内膜炎时，细菌随血液进入肾脏，在肾小球或肾小管周围毛细血管内停留，引起炎症。病变多累及双侧肾脏。最常见的致病菌为金黄色葡萄球菌。血源性感染较少见。

（二）诱因

1. 尿路阻塞　如尿路结石、炎症、畸形、瘢痕狭窄、妊娠子宫、肿瘤压迫等。

2. 医源性损伤　如膀胱镜检查、导尿术、尿道手术等。

3. 全身抵抗力降低

二、常见类型和临床病理联系

（一）急性肾盂肾炎

急性肾盂肾炎是细菌感染引起的以肾盂、肾间质和肾小管为主的急性化脓性炎症性疾病。

1. 病理变化

（1）肉眼观察：病变可累及一侧或两侧肾脏。肾脏体积增大，表面充血，有散在黄白色小脓肿，周围有紫红色充血带。病变严重时数个小化脓灶可融合成大小不等的较大脓肿，不规则地分布在肾组织各部。髓质内可见黄色条纹向皮质伸展，有些条纹融合形成小脓肿。肾盂黏膜充血、水肿，可有散在的小出血点，有时黏膜表面有脓性渗出物覆盖，肾盂腔内可有脓性尿液。

（2）镜下观察：肾盂黏膜充血、水肿，并有中性粒细胞等炎症细胞浸润。肾间质内大量中性粒细胞浸润，并可形成大小不等的脓肿。肾小管腔内充满脓细胞和细菌。尿培养可找到致病菌。病变较轻时肾小球一般不受影响，病变严重时大量肾组织坏死可破坏肾小球。

2. 临床病理联系

（1）全身表现：起病急，病人常有发热、寒战和白细胞增多等症状。

（2）局部表现：因为肾脏肿大、炎症累及肾周组织，故病人常伴腰部酸痛和肾区叩痛。

（3）尿和肾功能的变化：由于膀胱和尿道的急性炎症刺激，病人常有尿频、尿急、尿痛等膀胱刺激征。肾盂和肾间质的化脓性炎可引起脓尿、菌尿、蛋白尿和管型尿，也可出现血尿。白细胞管型尿对肾盂肾炎的临床诊断有意义。急性肾盂肾炎病变呈灶状分布，肾小球通常较少受累，一般不出现氮质血症和肾功能障碍。

3. 预后　急性肾盂肾炎如能及时彻底治疗，大多数可以治愈；如治疗不彻底或尿路阻塞未消除，则易反复发作而转为慢性。如有严重尿路阻塞，可引起肾盂积水或肾盂积脓。

（二）慢性肾盂肾炎

慢性肾盂肾炎是以肾脏间质慢性炎症纤维化形成不规则瘢痕，肾盂和肾盏纤维化和变形为特征的肾脏疾病。慢性肾盂肾炎可由急性肾盂肾炎未及时彻底治疗转变而来，或因尿路梗阻未解除，或由于膀胱输尿管反流，病变迁延，反复发作而转为慢性。

1. 病理变化

（1）肉眼观察：两侧肾脏体积缩小，质地变硬。表面高低不平，有不规则的凹陷性瘢痕（图9-6）。切面可见皮髓质界限模糊，肾乳头部萎缩。肾盂、肾盏因瘢痕收缩而变形。肾盂黏膜增厚、粗糙。

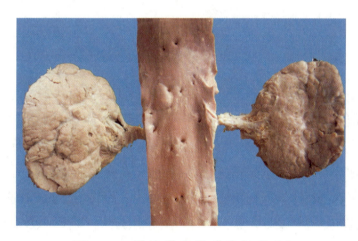

图9-6　慢性肾盂肾炎（肉眼观）

（2）镜下观察：肾间质和肾盂黏膜纤维组织大量增生，其中有大量淋巴细胞、浆细胞、单核细胞和多少不等的中性粒细胞浸润。肾间质小血管管壁增厚，管腔狭小。多数肾小管萎缩、坏死由纤维组织替代。部分区域肾小管腔扩张，扩张的肾小管腔内有均匀红染的胶样管型。早期肾小球很少受累，后期部分肾小球发生纤维化或玻璃样变。有些肾单位呈代偿性肥大（图9-7）。

2. 临床病理联系　慢性肾盂肾炎常反复急性发作。

（1）尿的变化：检查时常有脓尿和菌尿；肾小管损害严重时，尿的浓缩功能下降和丧失，可出现多尿和夜尿。

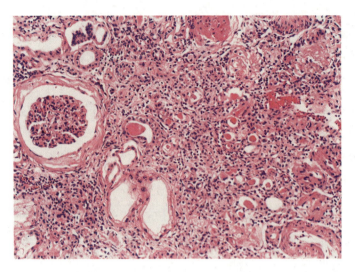

图 9-7　慢性肾盂肾炎（镜下观）

（2）电解质和酸碱平衡紊乱：大量肾小管损伤，重吸收功能障碍，钠、钾和重碳酸盐丢失过多，可引起低钠、低钾及代谢性酸中毒。

（3）高血压：肾组织纤维化和细小动脉硬化导致局部缺血，肾素分泌增加，引起高血压。

（4）氮质血症和尿毒症：晚期因大量肾单位破坏严重，病人可出现氮质血症和尿毒症。

3. 预后　慢性肾盂肾炎病程较长，及时治疗，可控制病变发展，肾功能可以得到代偿，不致引起严重后果。若病变广泛并累及双肾者，晚期可引起高血压和肾衰竭等严重后果。

三、影像学及其他检查方法

尿常规检查：是最简便而快捷，较为可靠的检测方法。B超检查：目前应用最广泛，最简便的方法，它能筛选泌尿道发育不全、先天性畸形、多囊肾、肾动脉狭窄所致的肾脏大小不均、结石、肿瘤及前列腺疾病等。X线检查：由于急性泌尿道感染本身容易产生膀胱输尿管反流，故静脉或逆行肾盂造影宜在感染消除后 4~8 周后进行。对慢性或久治不愈病人，视需要分别可作 X 线平片、静脉肾盂造影、逆行肾盂造影、排尿时膀胱输尿管造影，以检查有无梗阻、结石、输尿管狭窄或受压、肾下垂、泌尿系先天性畸形以及膀胱输尿管反流等。

第三节　尿　石　症

　导入案例

病人，男，38 岁。因右腰部隐痛伴血尿 3d 来院就诊，主诉疼痛向同侧腹股沟区及睾丸放射，无尿频、尿急、尿痛，无发热、恶心、呕吐。B超检查示：右侧肾内多个大小不等的无回声区，最大为 4.3cm×3.2cm。

请思考：

1. 该病人有可能的疾病诊断是什么？
2. 诊断该病的依据有哪些？

尿石症又称为尿路结石，是肾结石、输尿管结石、膀胱结石和尿道结石的总称。

一、病因和发病机制

尿石症的形成机制尚不完全清楚，对于结石的形成有多种学说。目前大多数尿路结石已不再采用开放手术治疗。

二、尿结石的成分和特征

草酸钙结石最常见，磷酸盐、尿酸盐、碳酸盐次之，胱氨酸结石罕见。通常尿结石以多种盐类混合形成。草酸钙结石形成的原因不明，其质硬，不易碎，粗糙，不规则，呈桑葚样，棕褐色，平片易显影；磷酸盐结石与尿路感染和梗阻有关，易碎，表面粗糙，不规则，常呈鹿角状，灰白、黄色或棕色，平片可见多层现象；尿酸盐结石与尿酸代谢异常有关，其质硬，光滑，多呈颗粒状，黄色或红棕色，纯尿酸盐结石平片不显影；胱氨酸结石是罕见的家族性遗传性疾病所致，质硬，光滑，呈蜡样，淡黄色，平片亦不显影。

三、病理学特征

尿路结石在肾和膀胱内形成，绝大多数输尿管结石和尿道结石是结石排出过程中停留该处所致。结石在输尿管内移动，常停留或嵌顿于三个生理狭窄处，并以输尿管下 1/3 处最多见。尿路结石可引起泌尿道直接损伤、梗阻、感染和恶变。所有这些病理改变与结石部位、大小、数目、继发炎症和梗阻程度等有关。

四、临床病理联系

肾结石往往肾区疼痛伴肋脊角叩击痛；输尿管结石可引起肾绞痛，典型表现为疼痛剧烈难忍，并沿输尿管行径放射至同侧腹股沟，还可累及同侧睾丸或阴唇；膀胱结石典型症状为排尿突然中断。除以上表现外，病人还可表现为血尿、排尿困难及膀胱刺激征等症状。

五、影像学及其他检查方法

①B 超检查：结石显示为特殊声影，可发现泌尿系平片不能显示的小结石和透 X 线

结石。②X线检查：目的是确定结石的存在、特点及解剖形态，确定是否需要治疗，确定合适的治疗方法。目前泌尿系平片能发现 95% 以上的结石。③CT 检查：很少作为结石病人首选的诊断方法。④内镜检查：包括肾镜、输尿管镜和膀胱镜检查。通常在泌尿系平片未显示结石时，借助内镜可以明确诊断和进行治疗。

第四节 肾 衰 竭

一、急性肾衰竭

急性肾衰竭是各种原因引起肾泌尿功能急剧降低，以致机体内环境出现严重紊乱的临床综合征。临床上主要表现为氮质血症、高钾血症和代谢性酸中毒，并常伴有少尿或无尿。

（一）原因与分类
根据发病原因可将急性肾衰竭分为肾前性、肾性和肾后性三大类。

1. 肾前性急性肾衰竭　肾前性急性肾衰竭是由于肾血液灌流量急剧减少所致，常见于大量失血、严重创伤、脱水、感染等。一般认为这是一种功能性急性肾衰竭。但若肾缺血持续过久就会引起肾器质性损害，从而导致肾性急性肾衰竭。

2. 肾性急性肾衰竭　由肾实质病变引起，如肾小球肾炎、急进性高血压、急性肾盂肾炎、子痫、肾动脉硬化和栓塞等。临床上较为常见的肾性急性肾衰竭是由肾缺血及肾毒物引起。

3. 肾后性急性肾衰竭　常见于结石、前列腺肥大、前列腺癌等急性阻塞因素引起的少尿、无尿。肾后性急性肾衰竭如及时解除梗阻，可使肾泌尿功能迅速恢复。

（二）发病机制
各种原因引起的急性肾衰竭的发病机制不尽相同。现仅就肾缺血、肾毒物等引起的急性肾小管坏死的发病机制加以论述。

1. 肾小球因素　肾泌尿功能与肾小球滤过率直接相关。肾血流减少、肾小球病变均可使肾小球滤过率下降，导致少尿或无尿。

（1）肾血流减少：①肾血液灌注量和灌注压降低；②肾血管收缩；③肾血管内皮细胞肿胀；④肾血管内凝血。以上四种原因使肾血流减少，引起少尿或无尿。

（2）肾小球病变：肾小球滤过膜受累，使滤过面积减少，导致肾小球滤过率降低。

2. 肾小管因素

（1）肾小管阻塞：肾缺血、肾毒物引起的肾小管上皮细胞坏死脱落形成的碎片和异型输血、挤压综合征时的血红蛋白、肌红蛋白，均可在肾小管内形成各种管型阻塞肾小管管腔，使原尿不易通过，形成少尿。

（2）原尿回漏：在持续的肾缺血和肾毒物作用下，肾小管上皮细胞变性、坏死、脱落，原尿可经受损的肾小管壁处返漏入周围肾间质，一方面直接造成尿量减少，另一方面又引起肾间质水肿，压迫肾小管，阻碍原尿在肾小管内通过并造成囊内压升高，使肾小球滤过率进一步减少，出现少尿。

（三）急性肾衰竭发病过程中各期的功能代谢变化

急性肾衰竭少尿型的发病过程一般可分为少尿期、移行期、多尿期和恢复期四个阶段。

1. 少尿期　此期尿量显著减少，并有体内代谢产物的蓄积，水、电解质和酸碱平衡紊乱。

（1）尿的变化：少尿、无尿、尿比重低、尿渗透压降低、尿钠含量升高，尿中含有蛋白，红细胞、白细胞和各种管型。

（2）水中毒：由于肾排尿量严重减少，体内分解代谢加强以致内生水增多，以及输入葡萄糖溶液过多等原因，可引起体内水潴留。当水潴留超过钠潴留时，可引起稀释性低钠血症，水可向细胞内转移而引起细胞水肿。严重病人可并发肺水肿、脑水肿和心功能不全。

（3）高钾血症：有 3 个原因引起高钾血症。①尿量的显著减少，使尿钾排出减少。②组织损伤、细胞分解代谢增强、缺氧、酸中毒等因素均可促使钾从细胞内向细胞外转移。③摄入含钾食物或大量输入含高浓度钾的库存血等。高钾血症可引起心脏兴奋性降低，诱发心律失常，甚至导致心搏骤停而危及病人生命。

（4）代谢性酸中毒：主要是由于肾排酸保碱功能障碍以及分解代谢增强，产酸增加。酸中毒可抑制心血管系统和中枢神经系统，并能促进高钾血症的发生。

（5）氮质血症：由于体内蛋白质代谢产物不能由肾充分排出，而且蛋白质分解代谢往往增强，故血中尿素、肌酐等非蛋白含氮物质的含量可大幅度的增高，而出现氮质血症。

少尿期可持续几天到几周，平均为 7~12 天。少尿期持续愈久，预后愈差。病人如能安全度过少尿期，而且体内已有肾小管上皮细胞再生时，即可进入多尿期。

2. 移行期　当日尿量超过 400ml，即进入多尿期，说明病情趋向好转，在移行期，由于肾功能尚处于开始修复阶段，肾脏排泄能力仍低于正常，因此，氮质血症、高钾血症和酸中毒等内环境紊乱还不能立即改善。

3. 多尿期　尿量可达每日 3 000ml，甚至更多。

4. 恢复期　多尿期历时 1~2 周后病程进入恢复期。此期病人尿量和血中非蛋白氮含量都基本恢复正常。水、电解质和酸碱平衡紊乱及其所引起的症状也完全消失。但是，肾小管功能需要经过数月才能完全恢复正常；因而在恢复期的早期，尿的浓缩和尿素等物质的消除等功能仍可以不完全正常。少数病人由于肾小管上皮和基底膜的破坏严重和修复不全，可出现肾组织纤维化而转变为慢性肾衰竭。

二、慢性肾衰竭

慢性肾衰竭是指各种慢性肾疾病引起肾单位进行性、不可逆破坏，以致残存的肾单位不能完全排出代谢废物及维持内环境稳定，导致水、电解质和酸碱平衡紊乱，代谢产物在体内积聚，以及肾内分泌障碍等一系列临床病理过程。

（一）病因和发病机制
凡是造成肾实质慢性进行性破坏的疾病，均可引起慢性肾衰竭。例如慢性肾小球肾炎、肾小动脉硬化症、慢性肾盂肾炎、全身性红斑狼疮、肾结核、糖尿病肾病、高血压性肾损害等。近年的资料表明，糖尿病肾病和高血压性肾损害所致的慢性肾衰竭逐年增多。

（二）机体的功能和代谢变化
1. 氮质血症　慢性肾衰竭时，由于肾小球滤过率降低，尿素氮、尿酸、肌酐等含氮代谢产物在体内蓄积，血中非蛋白氮浓度升高。

2. 水、电解质及酸碱平衡紊乱　肾浓缩功能减退，尿量不能相应的减少，故容易发生严重脱水从而使酸中毒、高钾血症、高磷血症、氮质血症加重，病情恶化。如果静脉输血过多时，又易发生水潴留，甚至引起肺水肿和脑水肿。当慢性肾衰竭引起肾小球滤过率过度减少时，则会出现少尿和水肿。

3. 尿的变化　慢性肾衰竭时，肾对水和渗透压平衡的调节功能减退，常有夜尿、多尿和等渗尿。晚期，肾小球滤过率极度降低，可出现少尿。

4. 肾性高血压　由肾疾病引起的高血压，称为肾性高血压。钠、水潴留，肾素－血管紧张素系统的活性增高，肾形成血管舒张物质减少是慢性肾衰竭伴发高血压的主要原因。

5. 贫血　贫血机制可能与下列因素的作用有关：①肾组织严重受损后，肾形成促红细胞生成素减少。②血液中潴留的毒性物质对骨髓造血功能具有抑制作用。③慢性肾功能障碍可引起肠道对铁的吸收减少，并可因胃肠道出血而致铁丧失增多。④毒性物质的蓄积可引起溶血及出血，从而造成红细胞的破坏与丢失。

6. 出血倾向　慢性肾衰竭的病人常有出血倾向，其主要临床表现为皮下瘀斑和黏膜出血，如鼻出血和胃肠道出血等。一般认为血小板的功能障碍是造成出血的主要病因。

7. 肾性骨营养不良　慢性肾衰竭时，由于钙磷代谢障碍、甲状旁腺激素分泌增多、$1,25-(OH)_2VD_3$形成减少和酸中毒等引起的骨病称为肾性骨营养不良，也称为肾性骨病。肾性骨营养不良包括儿童的肾性佝偻病和成人的骨质软化、纤维性骨炎、骨质疏松等。

三、尿　毒　症

急性肾衰竭和慢性肾衰竭均可导致终末代谢产物和内源性毒性物质在体内潴留，水、电解质、酸碱平衡紊乱以及内分泌功能失调，从而引起一系列自体中毒症状，称为尿毒症。

尿毒症是一个非常复杂的病理过程，病人血浆中有 200 多种物质的含量高于正常，引起尿毒症的毒性物质主要有甲状旁腺激素、尿素、肌酐、胍类、胺类、酚类及中分子物质等。

尿毒症病人除水、电解质和酸碱平衡紊乱以及贫血、出血倾向、高血压等进一步加重外，可出现各器官系统功能及代谢障碍所引起的临床表现（表 9-1）。

表 9-1　尿毒症的临床表现

器官系统	临床表现
神经系统	神经系统的症状是尿毒症的主要症状
中枢神经	头痛、头晕、烦躁不安、理解力和记忆力减退、嗜睡、昏迷
周围神经	乏力、足部发麻、腱反射减弱或消失、甚至麻痹
消化系统	症状出现最早，食欲缺乏、厌食、恶心、呕吐或腹泻
心血管系统	心力衰竭、心律失常、尿毒症心包炎
呼吸系统	深大呼吸、呼气有氨味、尿毒症肺炎、肺水肿、纤维素性胸膜炎、肺钙化
免疫系统	并发免疫功能障碍，以细胞免疫异常为主，常有严重感染
皮肤	皮肤瘙痒、干燥、脱屑和颜面改变、尿素霜
代谢障碍	葡萄糖耐量降低、消瘦、恶病质、低蛋白血症、高脂血症

本章小结　　本章学习重点是急性肾小球肾炎、急进性肾小球肾炎、慢性肾小球肾炎和急性肾盂肾炎的病变特点。学习难点为原发性肾小球肾炎的发病机制，急性肾小球肾炎、急进性肾小球肾炎、慢性肾小球肾炎和急性肾盂肾炎的临床病理联系。在学习过程中注意比较各类肾小球肾炎的区别，注重各类肾小球肾炎和肾盂肾炎的病理变化，理解其临床病理联系和影像学及其他检查方法，提高运用知识解决问题的能力。

（刘东波）

思考与练习

1. 急性弥漫性增生性肾小球肾炎的主要病理变化及临床病理联系有哪些？
2. 肾盂肾炎的感染途径和诱因有哪些？
3. 急性肾小球肾炎和急性肾盂肾炎有哪些不同？

第十章　女性生殖系统及乳腺疾病

10章 数字资源

学习目标

1. 掌握子宫颈癌、乳腺癌的好发部位。
2. 熟悉子宫颈癌的病理变化、扩散与转移及临床病理联系;乳腺癌的病理变化、分类及扩散与转移。
3. 了解慢性子宫颈炎病因、病理变化及临床病理联系;子宫颈癌的病因、发生机制及扩散与转移;乳腺癌的病因和发病机制。
4. 学会运用所学病理学基本知识,培养为病人提供初步健康教育和评估的能力。
5. 具有爱岗敬业的基本素养,医者仁心,以高尚情操,行仁爱之术。

第一节　慢性子宫颈炎

 导入案例

　　病人,女,38 岁,腰骶及下腹部疼痛 1 年,加重 1 周。病人自述半年前出现腰骶及下腹部疼痛,经期疼痛加重,尤以坠胀痛为主,伴白带量多,色黄,味臭,偶尔带血。1 周前因参加重体力劳动病情加重,来院就诊。妇科检查:外阴发育正常,已婚经产型,阴道内见少许白色分泌物,无异味,宫颈光滑、稍肥大、质中,子宫颈可见一淡红色赘生物,质地柔软、湿润,有蒂与子宫颈内膜相连。子宫前位,无压痛,活动度好。双附件区未扪及异常。

　　请思考:

　　该病人子宫颈见淡红色赘生物考虑什么疾病?为进一步确诊,建议病人做什么检查?

一、病因和发病机制

慢性子宫颈炎是育龄期女性最常见的妇科疾病。慢性子宫颈炎常由链球菌、肠球菌和葡萄球菌、人乳头瘤病毒、单纯疱疹病毒及沙眼衣原体等病原微生物感染引起；也可因分娩、流产或手术等导致子宫颈裂伤造成病原体入侵。此外，阴道内酸性环境改变、雌激素刺激所引起的子宫颈分泌物过多或月经过多，以及产褥期或经期卫生不良等也是慢性宫颈炎的诱发因素。

二、病理变化和类型

慢性子宫颈炎临床主要表现为白带增多，伴有腰骶部酸痛、下腹坠胀等症状。根据慢性子宫颈炎的临床病理特点，一般将其分为以下几种类型：

1. 子宫颈糜烂　覆盖在子宫颈阴道部表面的鳞状上皮坏死脱落，形成的浅表缺损称为真性糜烂，较少见。临床常见的子宫颈糜烂，实际是子宫颈鳞状上皮坏死脱落后，由子宫颈管的柱状上皮增生下移取代，由于柱状上皮较薄，上皮下血管较易显露而呈红色，病变黏膜呈现边界清楚的红色糜烂样区，实际上不是真正的糜烂。

2. 子宫颈腺囊肿　增生的鳞状上皮覆盖并阻塞子宫颈管腺体开口，使分泌物潴留，腺体逐渐扩大呈囊状，称为子宫颈腺囊肿或纳博特囊肿。肉眼观察：在子宫颈外口有单个或多个大小不等、半透明囊泡，囊泡内含无色透明黏液或黏液脓性渗出物。

3. 子宫颈息肉　慢性子宫颈炎时，子宫颈黏膜上皮、腺体和间质结缔组织局限性增生，形成向黏膜表面突起、根部带蒂肿物，称为子宫颈息肉。肉眼观察：直径多在 1cm 左右，呈淡红色，质地柔软而湿润，易出血，有细蒂与子宫颈内膜相连，常为多发，亦可单发。

4. 子宫颈肥大　慢性子宫颈炎时，由于长期慢性炎症刺激使子宫颈腺体和纤维组织增生，导致子宫颈肥厚、增大。

三、临床病理联系

1. 白带增多　慢性子宫颈炎的主要症状是白带增多。根据病原菌种类和炎症程度不同，可出现白带的量、颜色、气味等有不同改变，如伴有息肉形成时，可出现血性白带。

2. 疼痛　当炎症扩展到盆腔时，可有腰骶部疼痛、下腹部坠胀等症状。如波及膀胱周围时可出现尿路刺激症状。

第二节 子宫颈癌

病人,女,53岁。不规则阴道流血1年、排液半年入院。自诉1年前出现接触性出血,近半年来白带增多,有臭味,下腹坠胀不适。10年前曾患有子宫颈糜烂。查体:见宫颈膨大,直径约4cm,质硬,宫颈表面有菜花状肿物。双侧附件正常,未扪及肿块。CT示腹膜后腹主动脉旁及肠系膜淋巴结肿大。

请思考:

1. 该病人可能患有什么疾病?

2. 病人腹主动脉旁及肠系膜淋巴结肿大的原因可能是什么?

3. 为了进一步确诊,建议病人做什么检查?

子宫颈癌是女性生殖系统常见的恶性肿瘤,多发生于30~60岁女性。近年来由于子宫颈脱落细胞学检查的推广和普及,许多癌前病变和早期癌得到早期发现,浸润癌发生率较过去明显减少,5年生存率和治愈率显著提高。

一、病因和发病机制

子宫颈癌的病因和发病机制目前尚未完全明了,一般认为与早婚、多产、宫颈裂伤和局部卫生不良等多种因素有关。其中,经性传播人乳头瘤病毒(HPV)的感染可能是子宫颈癌致病主要原因之一。

认识 HPV 疫苗

在女性恶性肿瘤中,宫颈癌的发病率仅次于乳腺癌,大多数宫颈癌是由HPV(人乳头瘤病毒)感染所致。目前已分离出的HPV达100多型,其中至少14型可导致宫颈癌或其他恶性肿瘤。全球范围内,大多数的宫颈癌中可测出高危型HPV16和18亚型,其中HPV16亚型诱发癌变的潜力最大。可预防HPV引起的宫颈癌及癌前病变、生殖器疣的疫苗已于临床应用。根据疫苗覆盖的病毒亚型的种类多少,宫颈癌疫苗可分为二价、四价和九价等。二价HPV疫苗对2种高危型别(HPV-16和HPV-18)有保护作用。四价

HPV 疫苗在二价 HPV 疫苗基础上增加了两种低危型别 HPV-6 和 HPV-11,能减少尖锐湿疣的发生,九价 HPV 疫苗则在四价的基础上又增加 5 种高危型别。

二、病 理 变 化

子宫颈癌好发于子宫颈外口鳞状上皮与柱状上皮交界处。

(一)根据肉眼观察肿瘤形态分型

1. 糜烂型　病变处黏膜潮红、呈颗粒状、质脆,触之易出血。与子宫颈炎性糜烂相似,组织学上多属于原位癌或早期浸润癌。

2. 外生菜花型　癌组织向子宫颈表面生长,形成乳头状或菜花状突起,质脆易出血,表面常有坏死和浅表溃疡形成。

3. 内生浸润型　癌组织主要向子宫颈深部浸润生长,使子宫颈前后唇增厚变硬,表面较光滑,临床检查容易漏诊(图 10-1)。

4. 溃疡型　癌组织除向深部浸润外,表面还出现大块坏死脱落,形成火山口状溃疡。

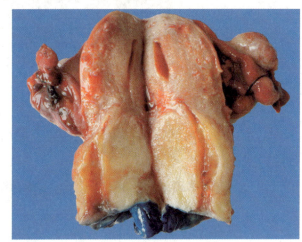

图 10-1　子宫颈癌(内生浸润型)

(二)根据组织学分型

1. 子宫颈鳞状细胞癌　较多见。起源于子宫颈外口鳞状上皮与柱状上皮交界处,即移行带。根据发展过程分为早期浸润癌和浸润癌两型。

(1)早期浸润癌:是指癌细胞突破基底膜,向固有层浸润,在固有层中形成一些不规则的癌细胞条索或癌巢,但浸润深度不超过基底膜下 5mm 且浸润宽度不超过 7mm 者,称为早期浸润癌。肉眼难以判断,需借助显微镜下才能确诊。

(2)浸润癌:癌组织向间质内浸润性生长,浸润深度超过基底膜下 5mm 或浸润宽度超过 7mm 者,称为浸润癌。按癌细胞分化程度可分为角化型鳞癌(图 10-2)和非角化型鳞癌。

2. 子宫颈腺癌　少见,肉眼观与鳞癌无明显区别。显微镜下依据分化程度可分为高分化、中分化和低分化三型。子宫颈腺癌对放疗和化疗均不敏感,预后较差。

三、扩散与转移

1. 直接蔓延　癌组织向上浸润破坏整段子宫颈,但很少累及子宫体。向下可蔓延到阴道壁及阴道穹窿;向两侧可侵及子宫颈旁和盆壁组织。晚期向前可侵及膀胱;向后可累及直肠。

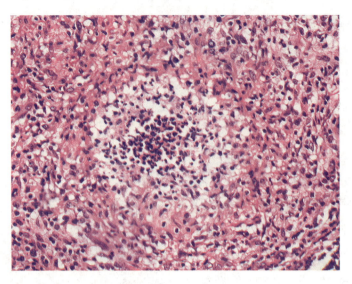

图 10-2　子宫颈角化型鳞癌

2. 淋巴道转移　是子宫颈癌最常见和最重要的转移途径。癌组织首先转移至子宫旁淋巴结,然后可继续转移至闭孔、髂内、髂外、髂总、腹股沟及骶前淋巴结,晚期可转移至锁骨上淋巴结。

3. 血道转移　少见。晚期可经血道转移至肺、肝、骨等处。

四、临床病理联系

早期子宫颈癌常无自觉症状,与子宫颈糜烂不易区别。随着病变进展,因癌组织破坏血管,病人可出现不规则阴道出血或接触性出血,是子宫颈癌最常见的临床表现。如果癌组织坏死继发感染,同时由于癌组织刺激宫颈使腺体分泌增加,可出现白带增多,有特殊腥臭味。晚期因癌组织浸润盆腔神经,可出现下腹部及腰骶部疼痛。当癌组织侵及膀胱和直肠时,可引起子宫膀胱瘘或子宫直肠瘘。

宫颈癌的预后取决于临床分期和病理分级。对于已婚妇女,定期做子宫颈脱落细胞学检查,是早期发现子宫颈癌的有效措施。

第三节　乳　腺　癌

　导入案例

病人,女,55岁。1年前左乳外上象限发现1个质硬无痛性肿块,约蚕豆大,轻微活动,未诊治。近2个月肿块渐大、渐硬,半年前出现乳头内陷并固定。查体:左侧乳腺有1个4cm×3cm×3cm大肿块,质硬,边界不清,不活动,皮肤呈"橘皮样"外观,乳头内陷、固定,左腋下肿大淋巴结融合成团,约 2cm×2cm×1cm 大小,质硬、边界不清、固定、无压痛。乳腺 X 射线摄影检查提示肿块边界不规则,密度高,边缘有毛刺征。

请思考:

1. 本病例最可能的临床诊断是什么?
2. 乳房皮肤的局部表现是怎样形成的?
3. 为了进一步确诊,建议病人做什么检查?

乳腺癌是乳腺终末导管小叶单位的上皮性恶性肿瘤,发病率在过去 50 年中呈缓慢上升趋势,是女性最常见恶性肿瘤,常发生于 40~60 岁的妇女。癌肿好发于乳腺外上象限,其次为乳腺中央区和乳腺其他象限。

一、病因和发病机制

乳腺癌的病因和发病机制目前尚未完全清楚,可能与雌激素长期作用、家族遗传、环境因素、长时间大剂量接触放射线等因素有关。

二、病理变化和类型

乳腺癌组织形态十分复杂,类型较多,大致分为非浸润性癌和浸润性癌两大类。

(一)非浸润性癌

非浸润性癌分为导管内原位癌和小叶原位癌,二者均局限于基底膜以内,未见间质、淋巴管或血管浸润,但具有发展为浸润癌的趋势。

1. 导管原位癌　为非浸润性癌,癌组织局限于扩张的导管内,但导管基膜完整。由于乳腺放射影像学检查和普查的广泛开展,检出率明显提高。乳腺 X 射线摄影检查图像多表现为簇状微小钙化灶。根据组织学改变分为粉刺癌和非粉刺型导管内癌。

2. 小叶原位癌　发生于乳腺小叶末梢导管和腺泡内,小叶结构尚存。约 30% 的小叶原位癌累及双侧乳腺,因肿块小,临床上一般扪不到明显肿块,不易与乳腺小叶增生区别。

(二)浸润性癌

1. 浸润性导管癌　由导管内原位癌发展而来,癌细胞突破导管基膜向间质浸润,是最常见的乳腺癌类型,约占乳腺癌的 70%。

(1)肉眼观察:肿瘤呈灰白色,质硬,切面有砂粒感,无包膜,与周围组织分界不清,活动度差。常可见癌组织呈树根状侵入邻近的组织内。如癌组织侵及乳头下又伴有大量纤维组织增生时,由于纤维组织收缩,可导致乳头下陷。如癌组织阻塞真皮淋巴管,可致皮肤水肿,而毛囊、汗腺处皮肤相对下陷,呈橘皮样外观。晚期乳腺癌可侵犯深筋膜和胸壁肌肉,形成固定的巨大肿块。若癌组织穿破皮肤,可形成溃疡。

（2）镜下观察:癌细胞排列成巢状或条索状,或伴少量腺样结构。可保留部分导管内原位癌结构或完全缺如。癌细胞形态大小各异,多形性明显,核分裂象多见,常伴有局部坏死(图10-3)。肿瘤间质可见纤维组织增生,实质与间质比例各有不同。

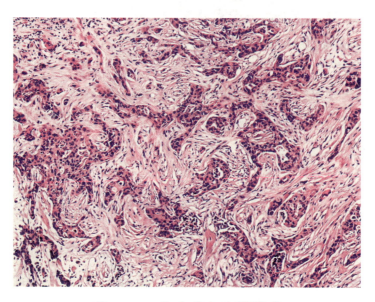

图 10-3　乳腺浸润性导管癌

2. 浸润性小叶癌　由小叶原位癌穿透基底膜向间质浸润所致,占乳腺癌的 5%~10%。癌细胞呈单行串珠状或细条索状浸润于纤维间质之间,或环形排列在正常导管周围。癌细胞小,大小一致,核分裂象少见,细胞形态和小叶原位癌的癌细胞相似(图10-4)。肉眼观察:肿块呈圆形或盘状,大小不等,切面呈灰白,质地坚韧如橡皮。与周围组织无明确界限。浸润性小叶癌可累及双侧乳腺,在同一乳腺中多呈弥漫性分布,故不易被影像学检查发现。

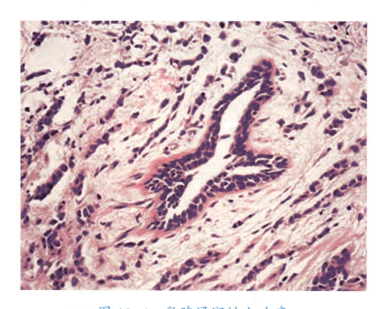

图 10-4　乳腺浸润性小叶癌

3. 特殊类型癌　预后较好的包括髓样癌、小管癌、黏液癌、分泌性癌等。预后差的包括炎性乳癌、浸润性微乳头状癌、化生性癌等。

三、扩散与转移

1. 直接蔓延　癌细胞沿乳腺导管蔓延至乳腺小叶腺泡,或沿导管周围组织间隙扩散到脂肪、筋膜组织。随着癌组织不断扩大,甚至可侵及胸大肌和胸壁。

2. 淋巴道转移　是乳腺癌最常见的转移途径。首先转移至同侧腋窝淋巴结,晚期可转移至锁骨上、下淋巴结。位于乳腺内上象限的乳腺癌常转移至乳内动脉旁淋巴结,进而至纵隔淋巴结。偶尔可通过胸壁浅部淋巴管转移至对侧腋窝淋巴结。

3. 血道转移　晚期乳腺癌可经血道转移至肺、骨、脑等组织或器官。

四、临床病理联系

乳腺癌早期,临床上病人最常以无痛性肿块为首发症状,多位于乳腺外上象限,往往不易发现。乳腺 X 射线摄影检查是近年来推荐的乳腺癌筛查中的主要方法,可以早期发现乳腺癌。晚期乳腺癌会出现局部皮肤红肿、溃烂、乳头下陷、橘皮样改变等临床表现。

> **本章小结**　本章学习重点为子宫颈癌、乳腺癌的好发部位。学习难点为子宫颈癌和乳腺癌的类型。子宫颈癌、乳腺癌的扩散与转移及临床病理联系。在学习过程中注意慢性子宫颈炎病因、病理变化及临床病理联系;宫颈癌的预后取决于临床分期和病理分级。对于已婚妇女,定期做子宫颈脱落细胞学检查,是早期发现子宫颈癌的有效措施。由于乳腺放射影像学检查普及,乳腺癌的检出率明显提高,其中乳腺 X 射线摄影检查是近年来乳腺癌筛查中的主要方法。

（周　璐）

 思考与练习

1. 慢性子宫颈炎常见类型有哪些?
2. 子宫颈癌、乳腺癌的好发部位在哪里?
3. 子宫颈癌的组织学类型有哪些?

第十一章 │ 传染病与寄生虫病

11章 数字资源

学习目标

1. 掌握结核病的病因、基本病理变化和转化规律；原发性肺结核病和继发性肺结核病的病理变化和结局；伤寒的肠道内、外病理变化及临床病理联系；细菌性痢疾的病因、病理变化和临床病理联系；流行性脑脊髓膜炎和流行性乙型脑炎的病因、病理变化及临床病理联系。
2. 熟悉结核病的传播途径和发病机制；肺外器官结核病的病理变化；艾滋病、淋病的病因、基本病理变化及临床病理联系。
3. 了解伤寒、流行性脑脊髓膜炎、流行性乙型脑炎、艾滋病和淋病的发病机制及结局与并发症；血吸虫病的病因、基本病理变化及后果。
4. 学会区分原发性肺结核和继发性肺结核的特征；学会运用病理学知识阐述常见传染病的临床表现。
5. 具有对常见传染病和寄生虫病开展预防宣传和健康教育的能力，做党和人民信任的好医生。

　　传染病是指由病原微生物引起、有传染性、在一定条件下可以在人群中传播流行的一类疾病。传染病的发生或流行必须具备传染源、传播途径和易感人群3个基本环节。病原微生物侵入体内是否发病，不仅取决于其数量和毒力，也取决于机体的免疫防御能力。传染病曾在世界各地流行，近年来，结核病、梅毒、艾滋病等传统传染病的发病率出现上升趋势，而且还出现了严重急性呼吸综合征、人禽流感等新的传染病，严重威胁人类的生命与健康。

　　寄生虫病是寄生虫作为病原体引起的疾病。寄生虫病的发生或流行也需要具备传染源、传播途径和易感人群3个条件，且受地理分布、季节和社会因素影响。本章主要介绍几种常见的传染病和寄生虫病。

第一节 结 核 病

 导入案例

病人,女,37 岁。咳嗽、食欲减退、乏力 1 个月余,低热、盗汗 7d。查体两肺未发现阳性体征。胸部 X 线检查示:右肺上叶尖段片状模糊阴影伴空洞形成。

请思考:

1. 该病人最可能的诊断是什么?

2. 确诊本病最可靠的依据是什么?

结核病是由结核杆菌引起的,也可累及全身各组织、器官的一种慢性肉芽肿病,以肺结核病最为常见。典型病变为结核结节形成,伴有不同程度的干酪样坏死。临床表现主要有午后低热、盗汗、疲乏无力、食欲缺乏、进行性消瘦等症状。

一、概　　述

(一)病因与发病机制

结核病的病原体是结核杆菌,对人体有致病作用的主要是人型和牛型。结核杆菌无内、外毒素,致病力主要与菌体细胞壁所含的脂质、蛋白质、荚膜成分有关。

结核病主要通过呼吸道进行传播,其次是消化道传播,少数经皮肤、黏膜伤口感染。肺结核病人(主要是空洞型肺结核)是主要的传染源。

接种卡介苗是目前预防结核病最有效的方法。

(二)基本病理变化

结核杆菌的数量和毒力及机体的反应性(免疫反应和变态反应)是结核病发生发展过程中的主要影响因素。结核病所呈现的病理变化取决于进入机体结核杆菌的数量、毒力及机体的反应性,可呈现 3 种不同的病理变化(表 11-1)。

表 11-1　结核病基本病变与机体免疫状态的关系

病　变	结核杆菌		机体状态		病理特征
	菌量	毒力	免疫力	变态反应	
渗出为主	多	强	低	较强	浆液性或浆液纤维素性炎症
增生为主	少	较低	较强	较弱	结核结节
坏死为主	多	强	低	强	干酪样坏死

1. 渗出为主的病变　主要见于结核性炎症的早期或机体抵抗力低下、菌量多、毒力强或变态反应较强时,病理变化以浆液性或浆液纤维素性炎为主。早期病变局部有中性粒细胞浸润,很快被巨噬细胞取代。在渗出液和巨噬细胞中可查见结核杆菌。此型变化好发于肺、浆膜、滑膜和脑膜等处。渗出病变不稳定,可完全吸收,或转变为以增生为主的病变;恶化时,还可发展为以坏死为主的病变。

2. 增生为主的病变　当细菌数量少、毒力低、机体免疫力较强时,病变常表现出增生为主的变化,形成具有病理诊断价值的结核结节(图11-1)。

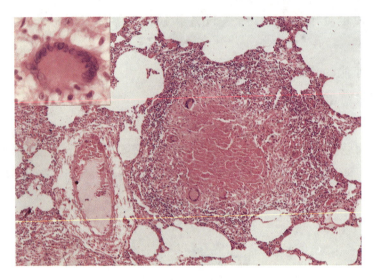

图 11-1　结核结节

典型结核结节镜下观察:中央为干酪样坏死,周围是大量上皮样细胞、朗汉斯巨细胞,外周为局部集聚的淋巴细胞和少量反应性增生的成纤维细胞构成。上皮样细胞是由巨噬细胞吞噬结核杆菌后转变而来,呈梭形或多角形,胞质丰富,染色呈淡伊红色,境界不清,常以细胞质突起相互连成片状,核呈圆形或卵圆形。多个上皮样细胞可融合形成一种多核巨细胞,体积大,胞质丰富,核可达十几个至几十个不等,核与上皮样细胞相似,但数目多,呈马蹄形或花环状排列,也可密集于细胞体的一端,称为朗汉斯巨细胞。

3. 坏死为主的病变　当结核杆菌数量多、毒力强、机体免疫力低或变态反应强烈时,渗出和增生性病变均可恶化发展为干酪样坏死。肉眼观察:干酪样坏死灶呈淡黄色,均匀细腻,质地松脆,状似奶酪,故称为干酪样坏死。镜下为一片红染无结构的颗粒状物质,其中可找到结核杆菌。干酪样坏死对结核病病理诊断具有一定的意义。

渗出、坏死和增生3种病变可同时存在,而以其中某一变化为主,并在一定条件下可以相互转化。

(三)结核病的转化规律

结核病的发展和结局取决于机体抵抗力和结核杆菌致病力之间的矛盾关系。在机体抵抗力增强时,结核杆菌可被抑制、杀灭,病变转向愈合;反之,则转向恶化。

1. 转向愈合

（1）吸收、消散：为渗出性病变的主要愈合方式，渗出物经淋巴道吸收而使病灶缩小或消散。X线检查可见边缘模糊、密度不均，呈云絮状阴影逐渐缩小或分割呈片状，甚至完全消失，临床上称为吸收好转期。较小的干酪样坏死也有吸收的可能。

（2）纤维化、包裹及钙化：未被完全吸收的渗出性病变、结核结节及小的干酪样坏死灶，可逐渐纤维化，最后形成瘢痕而愈合。较大的干酪样坏死灶则由纤维结缔组织增生包裹，其中的干酪样坏死物质逐渐干燥并有钙盐沉积，称为钙化。包裹或钙化的干酪样坏死灶中仍可有少量结核杆菌存活，如机体抵抗力下降，病变可能复发，临床上常称此期为硬结钙化期。X线检查可见纤维化病灶呈边缘清楚，密度增高的条索阴影；钙化灶为密度高、边缘清晰的阴影。

2. 转向恶化

（1）浸润进展：结核病恶化时，原有病灶周围出现渗出性病变，范围不断扩大，并继发干酪样坏死。临床上称此期为浸润进展期。X线检查可见原病灶周围出现絮状阴影，边缘模糊。

（2）溶解播散：干酪样坏死物质溶解、液化后，可经体内自然管道（如支气管、输尿管等）排出，致局部形成空洞；坏死物中的结核杆菌也可沿自然管道播散至其他部位，形成新的结核病灶；还可经淋巴道、血道播散到引流区淋巴结或远隔器官。临床上称此期为溶解播散期。X线检查可见病灶阴影密度深浅不一，出现透亮区及大小不等的新播散病灶阴影。

二、肺 结 核 病

结核病中最常见的是肺结核病，由于机体初次感染和再次感染结核杆菌时反应性的不同，可将肺结核病分为原发性肺结核病和继发性肺结核病两大类。

（一）原发性肺结核病

原发性肺结核病是指机体第一次感染结核杆菌引起的肺结核病。多见于儿童，又称儿童型肺结核病，但也偶见于首次感染结核杆菌的青少年或成人。临床上症状和体征多不明显。

1. 病理变化　原发性肺结核的病变特征是原发复合征的形成。原发病灶，是指结核杆菌侵入肺组织最先引起的病灶，通常只有一个。最初在通气较好的上叶下部或下叶上部近胸膜处，形成直径1~1.5cm大小的灰白色炎性实变灶。病灶开始为渗出，继而发生干酪样坏死。由于是初次感染，机体尚缺乏对结核杆菌的特异性免疫，结核杆菌侵入淋巴管到达肺门淋巴结，容易引起结核性淋巴管炎和肺门淋巴结结核，主要病变为渗出及干酪样坏死。肺内原发病灶、结核性淋巴管炎和肺门淋巴结结核合称为原发复合征（图11-2）。X线检查呈哑铃状阴影。

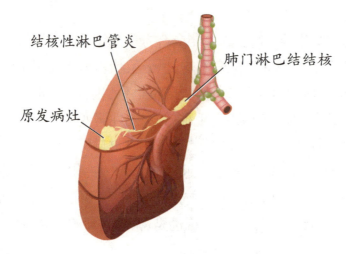

結核性淋巴管炎　　　　　肺门淋巴结结核

原发病灶

图 11-2　肺结核原发复合征模式图

2. 结局　绝大多数病人可随机体免疫力的增强,病灶发生纤维化、钙化,而自然愈合。少数患儿由于营养不良或同时患有其他疾病,机体抵抗力下降,导致病情恶化,病灶不断扩大,引起支气管淋巴结结核。有的甚至肺内播散形成粟粒性肺结核病,或全身播散形成全身粟粒性结核病。

（二）继发性肺结核病

机体再次感染结核杆菌引起的肺结核病,称为继发性肺结核病。多见于成人,又称成人型肺结核病。再次感染的来源有两种:①内源性感染,细菌来自体内原有的结核病灶;②外源性感染,一般以内源性感染为主。

继发性肺结核病病人对结核杆菌已有一定的免疫力,故病变一般易局限在肺内,以支气管播散为主,很少发生淋巴道、血道播散;病程长,病情时好时坏;病变复杂,可见新出现的渗出、结核结节和干酪样坏死等与发生纤维化、纤维包裹及钙化的病变并存。

继发性肺结核病根据病变特点及临床经过可分为以下几种类型:

1. 局灶型肺结核　是继发性肺结核病的早期病变,属非活动性结核病。病变常位于右肺尖部,X线显示肺尖部有单个或多个境界清楚的结节状病灶。镜下可见病变以增生为主,中央为干酪样坏死。病人常无自觉症状,多在体检时发现。病人多数可自愈,少数由于免疫力低下,可进展为浸润型肺结核。

2. 浸润型肺结核　是临床上最常见的活动性继发性肺结核,多由局灶型肺结核发展而来。X线显示锁骨上下区可见边缘模糊的云絮状阴影。镜下观察病变以渗出为主,中央可见不同程度的干酪样坏死。病人有低热、乏力、盗汗、咳嗽和咯血等结核病典型的临床表现。若及早发现合理治疗,多可痊愈。若病情恶化进展,干酪样坏死物液化后经支气管排出,局部形成急性空洞。急性空洞经过适当治疗,洞腔可缩小、闭合或塌陷,形成瘢痕组织愈合;如经久不愈,则发展为慢性纤维空洞型肺结核。

3. 慢性纤维空洞型肺结核　临床上称此型为开放性肺结核。多在浸润型肺结核已形成的急性空洞基础上发展而来,形成一个或多个厚壁空洞(图11-3)。镜下观察洞壁厚,分为三层:内层是含有大量结核杆菌的干酪样坏死物,中层为肉芽组织,外层为纤维结缔组织。病情恶化时,空洞内的大量结核杆菌随干酪样坏死物通过支气管在肺内播散,形成新旧不一、大小不等的病灶,对肺组织造成严重破坏。另外,空洞通过支气管与外界相通,含菌的坏死组织可随痰液排出,故此型肺结核病人成为结核病最主要的传染源。

4. 干酪性肺炎　可由浸润型肺结核恶化进展而来,也可由干酪样坏死物经支气管播散所致。镜下为大片干酪样坏死,肺泡腔内有大量浆液及纤维素渗出物。此型结核病病情危重、病死率高,曾被称为"奔马痨",现在已极少见。

5. 结核球　又称结核瘤,是指肺内直径大于2cm、有纤维包裹的、孤立的球形干酪样坏死灶(图11-4)。多为一个,也可多个,常位于肺上叶。结核球为相对静止的病变,病人常无临床症状。因结核球中的干酪样坏死物含有结核杆菌,且药物难以进入病灶内产生治疗效果,所以,临床上多采取手术切除。X线片上需与周围型肺癌相鉴别。

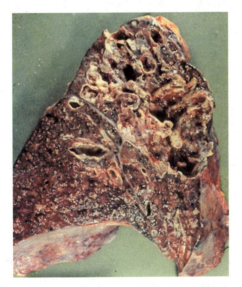

图 11-3　慢性纤维空洞型肺结核

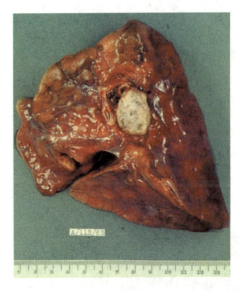

图 11-4　结核球

6. 结核性胸膜炎　多继发于各型肺结核病,多为浆液、纤维素性炎症,少数为增生性炎症。如以浆液渗出为主,则预后好;如以纤维素渗出为主,则易造成胸膜增厚、粘连;如以增生为主,则病灶往往局限。继发性肺结核由于机体对结核杆菌的反应不同,与原发性肺结核在病变及临床特点上有着明显的区别。

如前所述原发性肺结核与继发性肺结核在许多方面有不同的特征,其区别见表11-2。

表 11-2　原发性肺结核病和继发性肺结核病的比较

病变	原发性肺结核病	继发性肺结核病
结核杆菌感染	初次	再次
发病人群	儿童	成人
对结核杆菌的免疫力或过敏性	无	有
病理特征	原发复合征	病变多样,新旧病灶复杂,较局限
起始病灶	上叶下部、下叶上部近胸膜处	肺尖部
主要播散途径	淋巴道或血道	支气管
病程	短、大多自愈	长,需要治疗

三、肺外器官结核病

（一）肠结核病

肠结核病多发生于回盲部,按病变特点分为溃疡型和增生型两型,以溃疡型多见。典型的肠结核溃疡多呈环形,溃疡的长轴与肠管长轴垂直,溃疡较浅,边缘参差不齐,底部为干酪样坏死物及肉芽组织。溃疡愈合后,常因瘢痕收缩致肠腔狭窄。

（二）结核性腹膜炎

结核性腹膜炎以肠结核、肠系膜淋巴结结核或结核性输卵管炎等腹腔内结核灶直接蔓延引起。根据病理特征可分为干性、湿性和混合型,临床多见混合型。共同的特点为腹膜上密布无数结核结节,出现草黄色和血性腹腔积液。病人表现为腹胀、腹痛、腹泻,腹部包块。

（三）泌尿、生殖系统结核病

泌尿、生殖系统结核病主要是原发性肺结核病经血道播散引起,多由肾结核病开始,常累及单侧。病变初期以干酪样坏死为主,病灶逐渐扩大,破入肾盂形成肾内多个空洞,含结核杆菌的干酪样坏死物随尿液排出,致使输尿管、膀胱相继受累,也可经膀胱逆行至对侧输尿管和肾。

男性生殖系统结核病多由泌尿系统结核直接蔓延而来,主要发生于附睾。女性生殖系统结核病多通过血道播散而来,主要发生在输卵管。生殖系统结核为男性不育、女性不孕症的常见原因之一。

（四）骨与关节结核病

骨与关节结核病多由血道播散所致,常发生于儿童和青少年。骨结核病多累及脊椎骨、指骨及长骨骨骺(图 11-5)。

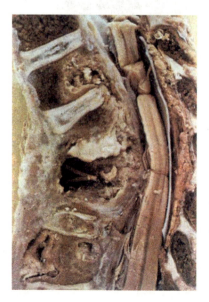

图 11-5　脊椎结核

病变常始于松质骨及红骨髓,并可累及周围软组织。坏死组织液化,可在骨旁形成无红、热、痛的结核性脓肿,故称为冷脓肿。关节结核病以髋、膝、踝、肘等关节结核多见,多继发于骨结核,病变主要为增生和渗出,有时也可形成干酪样坏死。

(五)结核性脑膜炎

结核性脑膜炎以儿童多见,主要由于结核杆菌经血道播散所致。病变以脑底最明显,在脑桥、脚间池、视神经交叉等处的蛛网膜下隙内,可见大量灰黄色混浊的胶冻样渗出物积聚。脑脊液循环受到影响,引起脑积水,病人可有颅内压升高的症状和体征。

第二节　伤　　寒

导入案例

张某,男,35岁。一周前发热,头痛伴腹泻,病情渐加重。入院查体:体温39.5℃,脉搏80次/min,脾肿大,上腹部少量散在玫瑰疹,压之褪色。实验室检查:白细胞总数4.3×10^9/L,分类中性粒细胞减少。

请思考:

1. 该病人可能患了什么病?

2. 如何解释病人体温、脉搏、脾肿大、血细胞的变化?

伤寒是由伤寒杆菌引起、经消化道传播的急性传染病。以全身单核巨噬细胞系统增生和伤寒肉芽肿形成为主要病变特征。其中以回肠末端淋巴组织的病变最为明显,故又称为肠伤寒。临床上主要表现为持续高热、相对缓脉、脾大、皮肤玫瑰疹、外周血白细胞减少等。本病好发于夏秋两季,儿童和青壮年多见。病人病后可获得稳固的免疫力,极少再次感染。

一、病因和发病机制

伤寒杆菌属沙门菌属,革兰氏阴性杆菌,其菌体"O"抗原、鞭毛"H"抗原和表面"Vi"抗原均可引起机体产生相应抗体,尤以"O"和"H"抗原性较强,因此临床上可用血清凝集试验(肥达反应)来测定血清中抗体增高来辅助临床诊断。

本病的传染源是伤寒病人或健康带菌者。伤寒杆菌可随粪、尿排出,污染饮用水、食物;或以苍蝇为媒介污染食品经口而感染。细菌进入胃后大部分被胃酸杀灭,能进入小肠的病菌侵入肠壁淋巴组织及肠系膜淋巴结(特别是回肠下段的淋巴小结),被巨噬细胞吞噬后,并在其中生长繁殖,后经胸导管入血,引起菌血症。血液中的细菌很快被全身单核巨噬细胞系统的巨噬细胞吞噬,并在其中大量繁殖,导致肝、脾、淋巴结肿大。此期病人没有临床症状,约10天,称潜伏期。随后,繁殖的细菌及其释放的内毒素再次入血,病人出现败血症和毒血症表现。在此期间,胆囊中大量的伤寒杆菌随胆汁再次进入小肠,发生强烈的过敏反应致肠黏膜坏死、脱落形成溃疡。

二、病理变化与临床病理联系

伤寒病变主要是累及全身单核巨噬细胞系统的急性增生性炎症。病灶中的巨噬细胞增生活跃,胞质中吞噬有伤寒杆菌、红细胞、淋巴细胞及坏死细胞碎屑等,称为伤寒细胞。伤寒细胞常聚集成团形成的小结节,称为伤寒小结或伤寒肉芽肿(图11-6),是伤寒的特征性病变。

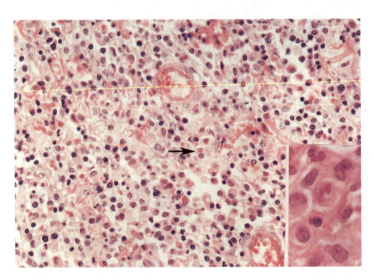

图 11-6　伤寒肉芽肿
由大量伤寒细胞形成,右下角示箭头处放大的伤寒细胞。

(一)肠道病变

病变主要累及回肠末端的集合淋巴小结和孤立淋巴小结,按其发展过程可分为四期(图11-7):①髓样肿胀期,发病第1周。肉眼观察见病变处淋巴组织明显肿胀,隆起于黏膜表面,状似脑回,质软,色灰红。镜下可见病灶内有大量伤寒细胞和伤寒小结形成。②坏死期,发病第2周。肿胀的淋巴组织中央部和表层肠黏膜发生小灶性坏死。镜下观察见坏死组织呈一片无结构的红染物质,周围和底部可见典型的伤寒肉芽肿。③溃疡期,发病第3周。坏死组织崩解脱落形成溃疡,溃疡呈椭圆形,其长轴与肠的长轴平行,边缘隆起,一般深及黏膜下层,可引起肠穿孔,若侵犯小动脉可引起肠出血。④愈合期,发病第4周。坏死组织完全脱落,溃疡底部和边缘长出肉芽组织将其填平,由周围黏膜再生覆盖而愈合。由于肠道发生上述病变,病人有畏寒、发热、腹部不适、腹胀、便秘或腹泻及右下腹轻压痛等症状。粪便细菌培养在病变第2周起阳性率逐渐增高,在第3~5周可达85%。由于抗生素的应用,目前临床上很难见到上述四期的典型病变。

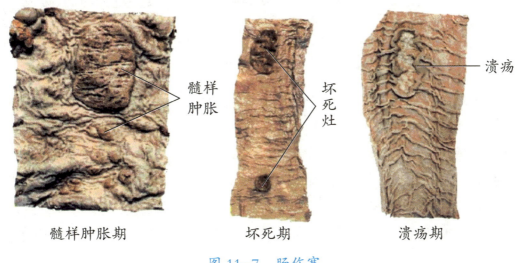

图 11-7　肠伤寒

(二)肠外病变

肠系膜淋巴结、肝、脾有伤寒小结形成;骨髓内有巨噬细胞增生,影响造血功能导致血中白细胞减少;心肌纤维肿胀、脂肪变性,甚至坏死;由于内毒素对心肌的影响及副交感神经兴奋性增高,病人可出现相对缓脉;皮肤出现淡红色小丘疹(玫瑰疹)。

三、结局和并发症

伤寒病人如无并发症,一般经4~5周可逐渐痊愈,并获得持久免疫力。可有肠出血、肠穿孔、支气管肺炎等并发症。部分病人因伤寒杆菌在胆汁中大量繁殖,痊愈后仍有伤寒杆菌经肠道排出,成为伤寒的重要传染源。

第三节　细菌性痢疾

 导入案例

病人,女,8岁,因发热、腹痛、脓血便1d入院。病人1d前因不洁饮食突发腹痛、腹泻,大便24h数十次,开始是水样便,后转为脓血便,伴里急后重。查体:体温38.5℃,脉搏90次/min,呼吸22次/min,血压110/70mmHg。腹平软,左下腹有压痛,无反跳痛、肌紧张,肠鸣音5次/min。

请思考：

该病人的临床诊断最有可能是什么？

细菌性痢疾是由志贺菌属引起的肠道传染病。临床主要表现为腹痛、腹泻、里急后重、水样便和黏液脓血便。夏季多见，多为散发性，有时也可引起流行，儿童发病率较高，成人较少见。

一、病因和发病机制

志贺菌属是革兰氏阴性短杆菌，依据抗原类型分为痢疾志贺菌、福氏志贺菌、鲍氏志贺菌和宋内氏志贺菌4个群。病人和带菌者是本病的传染源，苍蝇是重要的传播媒介，细菌多经消化道传播。志贺菌属进入消化道后，多数被胃酸杀灭，少数进入肠道，当人体抵抗力降低时，细菌侵入肠黏膜繁殖并释放毒素，引起肠黏膜炎症和全身中毒症状（毒血症）。

二、病理变化与临床病理联系

病变主要累及大肠，尤以乙状结肠和直肠为重。以大量的纤维素渗出并形成假膜为特征，为结肠黏膜的纤维素性炎症。假膜可脱落伴有不规则浅表溃疡形成。根据肠道病变特征、全身变化和临床经过的不同，细菌性痢疾可分为三种类型：

（一）急性细菌性痢疾

初期为急性卡他性炎，黏膜充血、水肿、点状出血、中性粒细胞和巨噬细胞浸润，黏液分泌亢进。继而黏膜坏死，渗出大量纤维素。渗出的纤维素、炎症细胞及细菌共同形成假膜，黏附于肠黏膜表面。特征性假膜呈糠皮样，灰白色或暗褐色。约1周后，假膜脱落形成大小不等、形状不规则的浅表溃疡。炎症消退后，溃疡愈合，一般不留瘢痕（图11-8）。

急性细菌性痢疾病程一般为1~2周，临床表现为腹痛、腹泻，黏液脓血便，偶尔排出片状假膜，伴里急后重和排便次数增多，并发症如肠出血、穿孔少见。适当治疗大多痊愈，少数病例转为慢性。

（二）慢性细菌性痢疾

细菌性痢疾病程持续2个月以上者称为慢性细菌性痢疾。多由急性菌痢转变而来，以福氏志贺菌感染者居

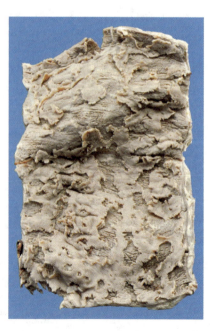

图 11-8　细菌性痢疾

多,有时病程长者可达数年。病变反复发作,肠黏膜新旧病灶同时存在。肠壁可不规则增厚变硬或增生形成息肉,重者造成肠腔狭窄。可引起不同程度肠功能紊乱,临床表现为腹痛、腹胀、腹泻与便秘交替出现,也可出现慢性菌痢急性发作。

（三）中毒性细菌性痢疾

是细菌性痢疾中病情最严重的一种类型。多见于 2~7 岁儿童,其特点是起病急,肠道病变较轻,全身中毒症状重。发病数小时即可出现中毒性休克或呼吸衰竭,危及生命。

第四节　流行性脑脊髓膜炎

流行性脑脊髓膜炎简称流脑,是由脑膜炎球菌引起的脑脊髓膜的急性化脓性炎症。好发于 5 岁以下儿童,尤以 6 个月至 2 岁的婴幼儿发病率最高,多流行于冬春季节。临床表现为高热、寒战、头痛、呕吐、皮肤瘀点及脑膜刺激症状。大多数病人及时治疗可痊愈,严重病例因中毒性休克和脑实质损害而危及生命。

一、病因和发病机制

脑膜炎球菌又称脑膜炎奈瑟菌,革兰氏染色阴性。本病主要经呼吸道传播。细菌进入上呼吸道后,仅引起局部炎症。只有少数抵抗力低下病人,细菌侵入血流并生长繁殖,到达脑脊髓膜则引起化脓性脑膜炎。

二、病理变化与临床病理联系

肉眼观察脑脊髓膜血管充血,蛛网膜下腔充满大量灰黄色脓性渗出物,覆盖脑的沟回;由于渗出物的阻塞,脑脊液循环障碍,可引起脑室扩张、脑水肿。

镜下可见蛛网膜血管扩张充血,蛛网膜下腔增宽,其中包含大量中性粒细胞、少量巨噬细胞、淋巴细胞和纤维素(图 11-9),重者脑膜周围实质有炎症病变,引起脑膜脑炎。

当脑膜充血、蛛网膜下腔脓性渗出物积聚,引起脑脊液循环障碍时,病人有剧烈头痛、喷射状呕吐、小儿前囟饱满等症状。炎症累及脊神经,使脊神经根通过椎间孔时受压,颈部或腰背部肌肉运动时可引起疼痛及保护性痉挛,表现为颈项强直、屈髋伸膝征阳性,婴幼儿还可出现角弓反张的体征。脑脊液压力升高,混浊不清,含大量脓细胞,蛋白含量增多,糖含量减少。涂片或细菌培养可查到病原菌。脑脊液检查结果是诊断本病的重要依据。

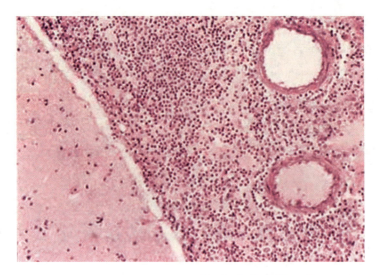

图 11-9　流行性脑脊髓膜炎（镜下）

三、结局和并发症

本病及时治疗,大多数病人可痊愈。如治疗不当可转为慢性,并可出现以下后遗症:①脑积水,由于脑膜粘连,脑脊液循环障碍所致。②脑神经受损麻痹,如耳聋、视力障碍、斜视、面神经瘫痪等。③脑底血管炎致管腔阻塞,引起脑缺血、梗死。

第五节　流行性乙型脑炎

流行性乙型脑炎是由乙型脑炎病毒引起的脑实质的变质性炎症,简称乙脑。儿童发病率高于成人,多见于 10 岁以下儿童,常在夏秋季流行。本病起病急、病情重、预后差、死亡率高。临床表现有高热、头痛、嗜睡、抽搐及昏迷等。

一、病因和发病机制

乙型脑炎病毒为 RNA 病毒,病人、家畜(牛、马、猪等隐性感染率最高)和家禽是人类乙型脑炎病毒的主要传染源和中间宿主,传播媒介为蚊子。带有病毒的蚊子叮咬人时,病毒可进入人体。成人因免疫力较强,血－脑屏障健全,多为隐性感染。儿童多因免疫力低下,血－脑屏障不健全,病毒易侵入中枢神经系统,在神经细胞内繁殖,引起神经细胞损伤。

二、病理变化与临床病理联系

病变主要累及脑实质,以大脑皮质、基底核、视丘最严重,小脑、延髓及脑桥次之,脊髓病变最轻微。肉眼观察：脑膜充血，脑水肿明显，切面见散在分布或聚集成片的、灰白色、粟粒样的软化灶。镜下观察：神经细胞变性肿胀，尼氏体消失，神经细胞发生核固缩、溶解、消失。在变性坏死的神经细胞周围，常见增生的胶质细胞围绕，称为神经细胞卫星现象（图11-10）。小胶质细胞及中性粒细胞侵入坏死的神经细胞内，称为噬神经细胞现象。神经细胞坏死后液化，形成质地疏松、边界清楚、染色较浅的筛网状病灶（图11-11），具有一定病理诊断价值。脑血管扩张充血、血管周围间隙增宽，脑组织水肿。以淋巴细胞、单核细胞、浆细胞为主的炎症细胞层层围绕血管，形成袖套样的浸润灶（图11-12）。在受损组织附近，小胶质细胞增生明显，形成胶质细胞结节。

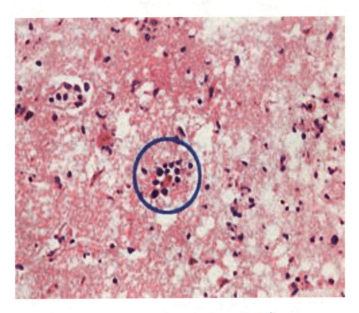

图 11-10　神经细胞卫星现象
画圈处为卫星现象。

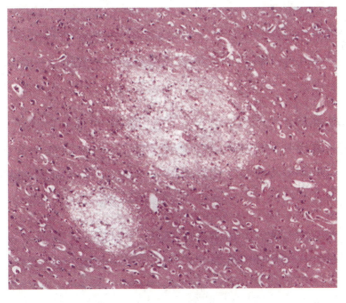

图 11-11　乙脑筛网状病灶

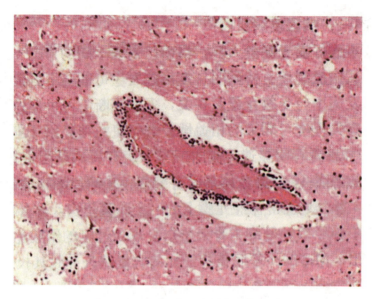

图 11-12　淋巴细胞血管袖套

　　病人早期的主要症状是高热、全身不适等毒血症表现,嗜睡和昏迷为神经细胞广泛受损所致。炎症累及脑膜时,临床上有脑膜刺激征。由于脑血管充血、水肿,颅内压升高,病人常出现头痛、呕吐,严重时引起脑疝,其可致延髓呼吸中枢受压、呼吸骤停致死。

三、结局和并发症

　　多数病人经过及时合理治疗可痊愈。少数病人由于脑组织损伤较重而遗留痴呆、言语障碍、肢体瘫痪、吞咽困难、面瘫等后遗症。

　　流行性脑脊髓膜炎与流行性乙型脑炎的鉴别见表 11-3。

表 11-3　流行性脑脊髓膜炎与流行性乙型脑炎的鉴别

	流脑	乙脑
病因	脑膜炎球菌	乙型脑炎病毒
传染源	病人或带菌者	病人,携带或感染病毒的家畜、家禽
传播途径	呼吸道传播	蚊虫叮咬
好发年龄	5 岁以下,6 个月至 2 岁最多	10 岁以下儿童
流行季节	冬春	夏秋
病理变化	化脓性炎	变质性炎
临床表现	颅内压升高和脑膜刺激征为主	嗜睡、抽搐、昏迷等神经细胞损害为主
发病部位	脑脊髓膜	脑实质

第六节　血　吸　虫　病

 导入案例

病人,男,38岁,渔民。因发热、腹痛、脓血便 1d 入院。近半年来,腹痛、腹泻,便中带血。查体:腹部隆起,脾脏肿大,肝未触及,腹部移动性浊音(＋)。辅助检查:白细胞 25×10^9/L,嗜酸性粒细胞占 10%,肝功能正常,大便检出血吸虫卵。

请思考:

1. 该病人的临床诊断最有可能是什么? 诊断依据是什么?
2. 病人为何会出现上述症状与体征?

血吸虫病是由血吸虫寄生于人体引起的地方性寄生虫病。在我国自然界存在的是日本血吸虫,主要流行于长江流域及其以南地区。人通常通过皮肤接触含尾蚴的疫水感染,主要病变是由虫卵引起肝和肠的肉芽肿形成。

一、病因和感染途径

日本血吸虫的生活史分为虫卵、毛蚴、胞蚴、尾蚴、童虫及成虫等阶段。成虫以人体或其他哺乳动物如狗、猫、猪、牛等为终宿主,毛蚴至尾蚴的发育繁殖阶段以钉螺为中间宿主。成虫寄生在宿主的门静脉、肠系膜静脉系统内,虫卵随粪便排出体外。排出的虫卵入水后孵出毛蚴,侵入中间宿主钉螺体内发育成尾蚴,然后离开钉螺再次入水。人畜接触疫水时,尾蚴钻入皮肤或黏膜发育为童虫,后进入小静脉或淋巴管,经右心和肺循环、体循环达至全身。只有进入肠系膜静脉的童虫,才能继续发育为成虫。

二、病理变化及发病机制

(一)尾蚴引起的损害

尾蚴侵入皮肤后引起尾蚴性皮炎,局部皮肤出现奇痒的红色小丘疹。镜下见真皮充血、水肿,中性粒细胞及嗜酸性粒细胞浸润。

(二)童虫引起的损害

童虫移行到肺,可穿破肺泡壁毛细血管进入肺组织,引起局部炎症反应,表现为点状出血和嗜酸性粒细胞浸润。病人可有咳嗽和痰中带血等症状。

（三）成虫引起的损害

成虫对机体的损害作用较轻，通常在门静脉系统内发育成熟后，其代谢产物可引起静脉内膜炎和静脉周围炎、轻度贫血、肝大、嗜酸性粒细胞增多等。

（四）虫卵所致的损害

虫卵沉着所引起的损害是血吸虫病最主要的病变。虫卵主要沉积在乙状结肠和直肠黏膜下层，可随血流栓塞到肝脏，特征性病变是虫卵结节形成。按其病变发展过程可分为急性虫卵结节和慢性虫卵结节。

1. 急性虫卵结节　由成熟虫卵引起的一种急性坏死、渗出性病变。肉眼观为灰黄色、粟粒至绿豆大小的结节。镜下，结节中央有1~2个成熟虫卵，虫卵表面有时可附有放射状嗜酸性均质棒状体。结节周围是一片无结构凝固性坏死区和大量嗜酸性粒细胞聚集，虫卵结节形似脓肿，称为嗜酸性脓肿（图11-13）。

2. 慢性虫卵结节　急性虫卵结节形成后10天左右，虫卵内毛蚴死亡，虫卵及坏死物质被清除、吸收或钙化。病灶内巨噬细胞变为类上皮细胞和少量异物多核巨细胞，病灶周围有淋巴细胞浸润和肉芽组织增生，形态上似结核性肉芽肿，故称为假结核结节（图11-14）。最后，结节纤维化。

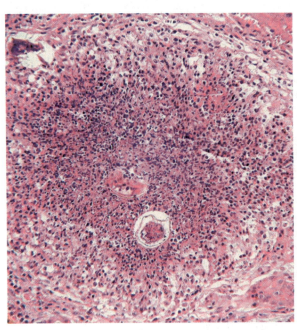 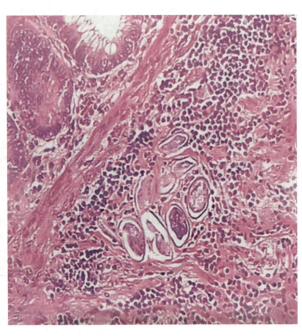

图 11-13　急性虫卵结节（嗜酸性脓肿）　　图 11-14　慢性虫卵结节（假结核结节）

三、主要脏器的病变及其后果

（一）结肠

病变常累及全部结肠，以直肠、乙状结肠和降结肠最为明显。虫卵沉着在结肠黏膜及黏膜下层，形成急性虫卵结节，可见肠黏膜充血水肿及灰黄色细颗粒状扁平隆起的病灶。

继之,病灶中央坏死脱落形成浅表溃疡。后因虫卵的反复沉积,肠黏膜反复发生溃疡和肠壁纤维化,最终导致肠壁增厚变硬,甚至肠腔狭窄、梗阻。少数病例可并发管状或绒毛状腺瘤甚至腺癌。

（二）肝脏

虫卵随门静脉血流到达肝脏,以左叶更为明显。主要在汇管区形成急、慢性血吸虫虫卵结节,继而纤维化,导致血吸虫性肝硬化。肝表面不平滑,可见粗大的结节状隆起。切面上,大量白色的纤维结缔组织沿门静脉分支呈树枝状分布,称为干线型肝硬化。镜下见肝小叶破坏不严重,无明显假小叶形成。由于虫卵结节主要见于汇管区,故导致窦前性门脉高压。临床上较早出现腹水、巨脾、食管静脉曲张等表现。

第七节　艾　滋　病

艾滋病即获得性免疫缺陷综合征(acquired immunodeficiency syndrome , AIDS),是由人类免疫缺陷病毒(human immunodeficiency virus , HIV)引起的一种慢性传染病。具有传播迅速、发病缓慢、病死率极高的特点,是人类主要致死性传染病之一。

一、病因和发病机制

HIV 属于 RNA 逆转录病毒,分为 I 型和 II 型。AIDS 病人及 HIV 无症状携带者是 AIDS 的主要传染源。主要传播途径有:①性接触传播,包括同性和异性之间的性接触。②血液传播,如输血和血液制品、静脉注射、接受器官移植等。③母婴传播,感染 HIV 的母亲经胎盘、母乳喂养、黏膜接触等途径传播。

HIV 进入人体后,主要攻击 CD^+4T 淋巴细胞、B 淋巴细胞和单核巨噬细胞等,造成免疫缺陷,引起机会性感染和恶性肿瘤的发生。

二、病　理　变　化

AIDS 的病理改变可分为以下三大类:

1. 淋巴结变化　病变早期淋巴结肿大,滤泡增生,生发中心活跃,晚期胸腺、脾、淋巴结萎缩,淋巴细胞几乎消失殆尽,仅残存一些巨噬细胞。

2. 机会性感染　是获得性免疫缺陷综合征(艾滋病)常见的死亡原因。由于严重的免疫缺陷,感染引起的炎症反应往往较轻而不典型,但对机体的损害却很严重。全身各器官均可被感染,以肺、消化道和中枢神经系统最常见。50% 的病例死于肺孢子虫病,70% 的病例中有中枢神经系统受累。

3. 恶性肿瘤　由于细胞免疫缺陷导致免疫监视功能丧失,易并发恶性肿瘤,最常见为卡波西肉瘤,一种非常罕见的血管增殖性疾病。

三、临床病理联系

艾滋病病人从感染 HIV 发展到艾滋病,可分以下三个阶段:

1. 早期或急性期　感染 HIV 3~6 周后,可出现发热、出汗、不适、厌食、恶心、头痛、咽痛及关节肌肉痛等一系列非特异性临床表现,经 2~3 周后症状可自行缓解。

2. 中期或慢性期　机体免疫功能与病毒之间处于相抗衡阶段,此期可长达数十年。病毒复制处于低水平,病人无明显临床症状或出现全身淋巴结肿大,伴发热、乏力、皮疹等。

3. 后期或危险期　机体免疫功能崩溃,病人表现为持续发热、乏力、消瘦、腹泻,发生明显继发性机会性感染或恶性肿瘤。本病预后差,死亡率达 100%,故艾滋病的预防至关重要。

第八节　淋　　病

淋病是淋球菌引起的化脓性疾病,主要累及泌尿生殖系统,是最常见的性传播疾病。淋病多发于 15~30 岁,以 20~24 岁最常见。

一、病因和发病机制

淋病奈瑟球菌又称为淋球菌,革兰氏染色阴性,多寄生于病人的泌尿生殖系统,人类是淋病奈瑟球菌唯一的自然宿主。本病主要通过性接触直接传染,少数因接触淋病奈瑟球菌污染的衣被、毛巾、浴盆、坐便器而间接感染。胎儿可在分娩过程中经阴道感染引发淋病性急性结膜炎。淋病奈瑟球菌主要侵犯泌尿生殖道,对柱状上皮和移行上皮有特别的亲和力。

二、病理变化、临床病理联系与结局

淋病的病变特点是化脓性炎症。男性的病变从前尿道开始,可逆行蔓延到后尿道,波及前列腺、精囊腺和附睾。女性的病变常位于外阴及阴道附属腺、子宫内膜、输卵管及尿道。临床表现为脓性渗出物从尿道口或子宫颈口流出。

病人常有尿道口溢脓、红肿以及尿频、尿急、尿痛等尿道刺激症状,女性可有脓性白带;女童淋病见弥漫性阴道炎和外阴炎,还可累及肛门和直肠。新生儿淋菌性结膜炎常表现为双侧眼结膜充血水肿、有大量脓性分泌物。

大多数病人经治疗可获痊愈,少数治疗不彻底转为慢性。淋病反复发作可导致不孕不育。

本章小结

　　本章学习重点是结核病、伤寒、细菌性痢疾、流行性脑脊髓膜炎和流行性乙型脑炎的病因、病理变化及临床病理联系。学习难点为原发性肺结核病和继发性肺结核病的病理变化和结局;肺外器官结核病的病理变化;艾滋病的病因、基本病理变化及临床病理联系。在学习过程中注意传染病曾在世界各地流行,严重威胁人类的生命与健康。近年来,不仅结核病、梅毒、艾滋病等传统传染病的发病率出现上升趋势,还出现了人禽流感等新的传染病。鉴于目前疫情的持续,传染病引起全世界的重视。根据传染病的三个基本环节,利用所学知识对常见传染病的预防,开展宣传和健康教育,在临床实践和疫情防控中具有重要的意义。

（包　莉）

思考与练习

1. 原发性肺结核病和继发性肺结核病有哪些不同特点?
2. 如何鉴别流行性脑脊髓膜炎与流行性乙型脑炎?
3. 什么是干线型肝硬化?
4. 结核病和伤寒的肠溃疡有哪些不同特点?

附　录

实　训　指　导

实训1　细胞和组织的适应、损伤与修复

【实训目标】

1. 学会观察肾盂积水、心肌肥大、肝脂肪变性、脾凝固性坏死、肺结核干酪样坏死、足干性坏疽等大体标本的病变特点。

2. 学会观察支气管黏膜鳞状上皮化生、肾细胞水肿、肝细胞脂肪变性、脾中央动脉玻璃样变性、肉芽组织镜下的病变特点。

【实训准备】

1. 物品　大体标本,组织切片。

2. 仪器　显微镜。

【实训学时】

1学时

【实训内容及方法】

1. 观察大体标本

（1）肾盂积水:肾盂内见有结石,有的结石已取出,肾盂及肾盏明显扩张,肾实质受压变薄萎缩。

（2）心肌肥大:高血压病病人心脏,体积明显大于正常心脏,重量增加,心肌肥厚,尤以左心室增厚最为明显。

（3）肝脂肪变性:肝脏体积增大,包膜紧张,边缘变钝,切面黄色,油腻感。

（4）脾凝固性坏死:脾切面可见灰白色三角形坏死区,质地干燥致密,界限清楚,周围有暗红色出血带,稍隆起于周围组织。

（5）肺结核干酪样坏死:肺切面可见多处灰黄色干酪样坏死物质,质松脆,部分坏死物排出,形成空洞。

（6）足干性坏疽:足趾、足背及足底部分皮肤坏死,呈黑褐色,坏死区干燥、质硬,坏死部位与正常组织界限清楚。

2. 观察组织切片

（1）支气管黏膜鳞状化生:支气管上皮细胞变性、坏死脱落,部分假复层纤毛柱状上皮由鳞状上皮细胞取代,支气管壁可见血管扩张及炎症细胞浸润。

（2）肾细胞水肿：病变的近曲小管上皮细胞明显肿胀，胞浆疏松淡染，管腔狭窄且不规则，细胞质内出现大量红染的细颗粒。

（3）肝细胞脂肪变性：肝小叶结构存在，部分肝细胞胞质内出现大小不等的圆形空泡，有的空泡较大，将细胞核挤于一边。

（4）脾中央动脉玻璃样变：脾中央动脉管壁增厚，管腔变小；内膜下可见均匀红染无结构物质。

（5）肉芽组织：表面有一层纤维素性渗出物，其下可见大量新生毛细血管向表面垂直生长，其间有成纤维细胞。深部血管减少，成纤维细胞逐渐成熟变为纤维细胞，并有胶原纤维形成，其排列方向与表面平行。在肉芽组织中还可看到各种炎症细胞。

【实训报告】

绘出肾细胞水肿的镜下特征。

（周　璐）

实训 2　局部血液循环障碍

【实训目标】

1. 学会识别肺淤血、肝淤血、静脉内血栓、脾（肾）贫血性梗死、肺出血性梗死、肠出血性梗死的大体形态。

2. 学会观察慢性肺淤血、慢性肝淤血的镜下病变特点。

【实训准备】

1. 物品　大体标本，组织切片。

2. 仪器　显微镜。

【实训学时】

1 学时

【实训内容及方法】

1. 观察大体标本

（1）肺淤血：肺体积增大，包膜紧张，边缘变钝，颜色暗红，质地较实。若是新鲜标本，切面可有淡红色泡沫状液体流出。长期的慢性肺淤血标本，肺质地变硬，颜色呈棕褐色。

（2）慢性肝淤血：肝体积增大，包膜紧张，边缘钝圆，表面和切面均可见暗红色与灰黄色相间的花纹，形似中药槟榔的切面，称槟榔肝（与中药槟榔对照）。其中暗红色是中央静脉及其肝窦淤血区，灰黄色是肝细胞脂肪变性区。

（3）静脉内血栓：在一段纵向剖开的静脉血管内，见圆柱形血栓紧密附着于血管内膜表面，该血栓粗糙干燥，无光泽，黑白相间（新鲜时红白相间）。

（4）脾（肾）贫血性梗死：脾（肾）切面可见梗死灶呈楔形或扇形，尖端指向脾（肾）门，底部靠近脏器表面，灰白色，周围有黑褐色充血出血带。

（5）肺出血性梗死：肺脏切面可见梗死区呈暗红色（固定后可为黑色），楔形或扇形，尖端指向肺门，底部位于胸膜下，梗死区周围肺组织慢性淤血。

（6）肠出血性梗死：肠管一段，呈节段状坏死，病变肠壁暗红色，肿胀，质脆破裂而穿孔，肠浆膜面有纤维素覆盖。

2. 观察组织切片

（1）慢性肺淤血：肺泡壁毛细血管高度扩张充血，肺泡腔内有淡红色水肿液（为粉染均质状物）、红细胞、心力衰竭细胞。高倍镜下，心衰细胞体积大，圆形或不规则形，胞质内含有许多棕黄色的小颗粒。

（2）慢性肝淤血：肝小叶结构正常，小叶中央静脉及周围肝窦扩张，充满红细胞，中央淤血区肝细胞受压萎缩甚至消失，淤血区周边的肝细胞可正常或发生脂肪变性（在 HE 染色时，胞质内出现大小不等的空泡）。

【实训报告】

绘出慢性肺淤血的镜下特征。

（沈　淼）

实训 3　炎　　症

【实训目标】

1. 学会观察各类炎症的大体标本和切片，掌握其病变特点。

2. 学会观察炎症时各种类型炎症细胞的镜下特点。

【实训准备】

1. 物品　大体标本，组织切片。

2. 仪器　显微镜。

【实训学时】

1 学时

【实训内容及方法】

1. 观察大体标本

（1）重型病毒性肝炎：肝脏体积明显缩小，包膜皱缩，边缘薄而锐，切面呈土黄色，有些区域呈现红黄相间。

（2）急性单纯性阑尾炎：阑尾呈不同程度的肿胀，浆膜表面充血，失去正常光泽。

（3）慢性阑尾炎：阑尾体积增大，表面尚平滑，质地坚韧，阑尾壁增厚。

（4）肾空洞（脓肿）：肾体积增大，表面充血，可见散在、大小不一稍隆起的黄白色脓肿，切面有多个脓肿形成，腔内组织液化坏死（标本切开时已流失），局部仅留有空腔。

（5）急性肾小球肾炎：肾体积增大，包膜紧张，表面充血，颜色鲜红，可见有散在粟粒大小出血点。

（6）慢性肾小球肾炎：肾体积缩小，质地变硬，表面呈弥漫性细颗粒状，切面皮质变薄，皮、髓质界限不清。

（7）慢性胆囊炎：胆囊体积增大，质地坚韧，表面凹凸不平，胆囊壁增厚，囊壁表面粗糙。

（8）肝（脑）脓肿：肝（脑）切面有单个脓肿形成，腔内组织液化坏死（标本切开时已流失），局部仅留有空腔。

（9）结肠炎性息肉：结肠黏膜表面可见一个带蒂的结节状肿物，蒂与结肠黏膜相连。

（10）纤维素性心包炎：心包脏层表面粗糙，有厚层纤维素渗出物覆盖，灰白色，呈絮状或绒毛状。

（11）细菌性痢疾：结肠黏膜表面有一层灰黄色、糠皮样假膜，部分假膜已脱落，形成多数大小不一、形状不规则的浅表溃疡。肠壁因充血、水肿而增厚。

2. 观察组织切片

（1）各种炎症细胞：高倍镜下可见各种炎症细胞的形态特点：①中性粒细胞，圆形，胞核分叶状，常为2~3叶，胞质呈淡粉色。②嗜酸性粒细胞，圆形，胞核呈分叶状，常为两叶，胞质内含有粗大的嗜酸性颗粒。③单核细胞，胞体大，胞质丰富，核呈肾形或椭圆形，常偏于一侧。④淋巴细胞，体积较小，核圆形、深染，胞质极少。⑤浆细胞，胞体呈卵圆形，核圆形，位于胞体一侧，染色质呈轮辐射状排列，胞质丰富。

（2）蜂窝织炎性阑尾炎：阑尾腔内见有脓性渗出物，部分阑尾黏膜组织坏死脱落。黏膜下层血管扩张，在阑尾壁全层见大量中性粒细胞弥漫性浸润。

（3）子宫颈息肉：子宫颈黏膜上皮局限性增生，上皮下见大量增生的纤维组织、毛细血管，大量的淋巴细胞和浆细胞浸润。

【实训报告】

绘出各种炎症细胞的镜下特征。

（盛文杰）

实训 4　肿　　瘤

【实训目标】

1. 观察各种常见肿瘤的形态特点、生长方式，学会用肉眼区分良性与恶性肿瘤。

2. 通过镜下观察，认识肿瘤细胞及肿瘤组织结构的异型性。

【实训准备】

1. 物品　大体标本，组织切片。

2. 仪器　显微镜。

【实训学时】

1学时

【实训内容及方法】

1. 观察大体标本

（1）脂肪瘤：淡黄色，呈分叶状或扁圆形，有完整的包膜，质地柔软。

（2）子宫平滑肌瘤：一个或多个大小不一的球形肿块，与周围组织分界清楚，切面呈灰白色，可见编织状或旋涡状条纹。

（3）乳腺纤维腺瘤：肿瘤为结节状，有完整的包膜，切面呈灰白色，可见纤维组织的纹理。

（4）成熟畸胎瘤：肿瘤体积较大，为圆形或椭圆形囊状，囊内有毛发、牙齿、骨、脂肪等组织，有完整包膜，质地较软。

（5）乳腺癌：乳头下陷，乳腺表面皮肤呈橘皮样，切面可见边界不清的不规则形、颜色呈灰白色的肿块，并向周围组织浸润。

（6）股骨肉瘤：股骨下端或胫骨上端已被瘤组织破坏使局部膨大，切面灰白色，骨皮质及骨髓腔被浸润、破坏，并侵入周围软组织。

（7）结肠腺癌：肿块向肠腔内突起，呈蕈伞状，表面有坏死、出血，切面灰白色，向黏膜下层浸润，使肠壁增厚，肠腔狭窄。

2. 观察组织切片

（1）鳞状细胞癌：癌细胞形成大小不等的团块状或条索状结构（称为癌巢），癌细胞大小不等，形态多样，细胞核增，染色较深，可见病理性核分裂象。分化好的鳞癌在癌巢中央可见角化珠及细胞间桥。

（2）腺癌：癌细胞排列成腺管状，但大小不等，形状不一。核大小不等，可见病理性核分裂象。

【实训报告】

1. 描述子宫平滑肌瘤、乳腺癌的大体形态。

2. 绘制鳞状细胞癌、腺癌的镜下特征（选择其一）。

（夏　宁）

实训 5　呼吸系统疾病

【实训目标】

1. 学会观察并描述支气管扩张、肺气肿、大叶性肺炎（包括红色肝样变期和灰色肝样变期）及小叶性肺炎的大体标本。

2. 学会观察、识别并描绘大叶性肺炎（红色肝样变期和灰色肝样变期）、小叶性肺炎镜下形态。

【实训准备】

1. 物品　大体标本、组织切片。

2. 仪器　显微镜。

【实训学时】

1 学时

【实训内容及方法】

1. 观察大体标本

（1）肺气肿：肺体积显著增大，边缘钝圆、灰白色、柔软缺乏弹性。切面可见扩大的肺泡囊腔，大者可超过 1cm。

（2）支气管扩张：扩张的支气管数目不等，囊状和圆柱状扩张并存，甚至使肺呈蜂窝状，扩张的支气管内含有淡黄色黏液脓性渗出物。

（3）大叶性肺炎（红色肝样变期和灰色肝样变期）：病变肺叶肿大，重量增加，红（灰白）色，质实如肝，胸膜表面有一层纤维素性渗出物附着。切面略呈颗粒状。

（4）小叶性肺炎：两肺散在分布大小不等、形状不规则、暗红色或灰黄色实变病灶，一般直径在 1cm 左右（相当于肺小叶范围），两肺下叶及背侧较多见。严重者，病灶相互融合成片，甚至累及全叶，形成融合性小叶性肺炎。

2. 观察组织切片

（1）大叶性肺炎红色肝样变期：低倍镜观察，肺大片实变，肺泡腔内充满大量渗出物。高倍镜观察，肺泡壁毛细血管扩张、充血，肺泡腔内有大量纤维素及红细胞、少量中性粒细胞和巨噬细胞，纤维素穿过肺泡间孔与邻近肺泡内的纤维素网相连。

（2）大叶性肺炎灰色肝样变期：高倍镜观察，肺泡壁毛细血管受压缺血，肺泡腔内有大量纤维素及中性粒细胞。

（3）小叶性肺炎：病灶内的细支气管壁及其所属肺泡充血水肿，细支气管壁内大量中性粒细胞浸润,细支气管腔及周围肺泡腔均充满以中性粒细胞为主的炎性渗出物。细支气管黏膜上皮及肺泡壁常有破坏。病灶周围肺组织充血,有不同程度的代偿性肺气肿。

【实训报告】

绘出大叶性肺炎红色肝样变期和灰色肝样变期的镜下特征。

（张可丽）

实训6　心血管系统疾病

【实训目标】

1. 学会观察主动脉粥样硬化、高血压性心脏病、脑出血、急性风湿性心内膜炎、风湿性心外膜炎及原发性颗粒性固缩肾等大体标本的病变特点。

2. 学会观察冠状动脉粥样硬化、原发性颗粒型固缩肾及风湿性心肌炎显微镜下的病变特点。

【实训准备】

1. 物品　大体标本,组织切片。

2. 仪器　光学显微镜。

【实训学时】

1学时

【实训内容及方法】

1.观察大体标本

（1）主动脉粥样硬化:主动脉内膜面可见大小不等稍隆起的黄色斑纹,此为粥样硬化的早期病变。部分内膜面为大小不等的黄白色蜡滴状突起,为纤维斑块。有的斑块表面溃破,形成粥样溃疡,病灶多分布在动脉分支开口处。

（2）高血压性心脏病:心脏体积增大,重量增加,左心室壁明显增厚,乳头肌增粗,瓣膜无明显变化。

（3）脑出血:大脑冠状切面标本,见内囊及基底节区域有一较大的出血灶,该处脑组织被破坏,周围脑组织水肿。

（4）原发性颗粒性固缩肾:肾体积缩小,质地变硬,表面呈细颗粒状。切面皮质变薄,皮、髓质分界不清,肾小动脉壁增厚变硬,呈鱼口状。

（5）急性风湿性心内膜炎:心脏二尖瓣(或主动脉瓣)闭锁缘上有一排灰白色粟粒大小(直径1~2mm)串珠排列的疣状赘生物。

（6）风湿性心外膜炎:心外膜脏层和壁层不光滑,失去正常光泽,可见灰白色纤维蛋白附着,呈绒毛状。

2.观察组织切片

（1）冠状主动脉粥样硬化:低倍镜下观察,斑块表面可见纤维组织增生、玻璃样变,内膜增厚。增厚的内膜下有片状的粥样坏死灶,内有较多的针状空隙(胆固醇结晶)。

（2）原发性颗粒性固缩肾:入球动脉管壁增厚并呈玻璃样变,管腔狭窄。部分肾单位萎缩、纤维化,部分代偿性肥大,肾小管扩张。

（3）风湿性心肌炎:低倍镜观察,心肌间质小血管旁可见成簇细胞聚集的阿绍夫小体。高倍镜观察,阿绍夫小体中央为纤维素样坏死,周围散在呈枭眼状的风湿细胞、淋巴细胞、成纤维细胞。

绘制阿绍夫小体的镜下图。

（张　莉）

实训 7　消化系统疾病

【实训目标】

1. 学会观察胃溃疡、病毒性肝炎、门脉性肝硬化的大体标本病变特点。

2. 学会识别消化性溃疡、病毒性肝炎、门脉性肝硬化显微镜下的病变特点。

【实训准备】

1. 物品　大体标本,组织切片。

2. 仪器　光学显微镜。

【实训学时】

1 学时

【实训内容及方法】

1. 观察大体标本

（1）胃溃疡:胃小弯近幽门处有一椭圆形溃疡,直径小于 2cm,溃疡边缘整齐,底部平坦干净,溃疡周边黏膜呈放射状排列。

（2）病毒性肝炎（急性重型肝炎）:肝脏体积变小,重量减轻,边缘变锐,包膜皱缩,表面及切面呈黄色或黄褐色。

（3）门脉性肝硬化:肝脏体积缩小,重量减轻,质地较硬,表面呈结节状。切面可见大小较一致的圆形灰白色结节,结节直径小于 0.5cm,结节周围被灰白色纤维间隔包绕。

2. 观察组织切片

（1）胃溃疡:低倍镜下从溃疡底部表面到深层观察,最上层为炎性渗出层,见红染的纤维素交织成网状,并有中性粒细胞;第二层为红染无结构的坏死组织层;第三层及第四层分别为肉芽组织层及瘢痕组织层。

（2）急性病毒性肝炎:肝脏仍保持原小叶状结构,但肝细胞大小不等,多数肝细胞表现为胞质疏松透亮。少数肝细胞体积高度增大,胞质透明,称为气球样变。少数肝小叶内,可见累及一个至几个肝细胞的点状坏死,坏死灶内有淋巴细胞浸润。

（3）急性重型肝炎:肝细胞广泛、弥漫性大片坏死,仅小叶边缘残留少量变性肝细胞,肝窦明显扩张、充血,小叶内及汇管区有淋巴细胞和单核细胞浸润,肝细胞无明显再生。

（4）门脉性肝硬化:低倍镜下观察,可见正常肝小叶结构由假小叶取代。假小叶呈圆形或椭圆形,大小不一;肝细胞索排列紊乱;中央静脉缺如、偏位或多个;有的假小叶内可见汇管区;假小叶之间为纤维组织间隔。

【实训报告】

绘制门脉性肝硬化镜下图。

（毛旭娟）

实训 8 泌尿系统疾病

【实训目标】

1. 学会观察急性肾小球肾炎、慢性肾小球肾炎、急性肾盂肾炎、慢性肾盂肾炎等大体标本的病变特点。

2. 学会观察急性肾小球肾炎和慢性肾小球肾炎镜下的病变特点。

【实训准备】

1. 物品 大体标本，组织切片。

2. 仪器 显微镜。

【实训学时】

1 学时

【实训内容及方法】

1. 观察大体标本

（1）急性肾小球肾炎：肾轻度或中度肿大、充血、包膜紧张、表面光滑、色较红，故称大红肾。有时肾表面及切面可见散在的小出血点如蚤咬状，称蚤咬肾。

（2）慢性肾小球肾炎：两侧肾对称性萎缩变小，色苍白，表面呈弥漫性细颗粒状，称颗粒性固缩肾。切面见肾皮质萎缩变薄，皮髓质分界不明显。

（3）急性肾盂肾炎：肾肿大、充血，表面散在多数大小不等的脓肿，呈黄色或黄白色，周围有紫红色充血带环绕。髓质内可见黄色条纹向皮质伸展，有些条纹融合形成小脓肿。肾盂黏膜充血、水肿，可有散在的小出血点，有时黏膜表面有脓性渗出物覆盖，肾盂腔内可有脓性尿液。

（4）慢性肾盂肾炎：两侧肾不对称，大小不等，体积缩小，质地变硬。表面高低不平，有不规则的凹陷性瘢痕。切面可见皮髓质界限模糊，肾乳头部萎缩。肾盂、肾盏因瘢痕收缩而变形。肾盂黏膜增厚、粗糙。

2. 观察组织切片

（1）急性肾小球肾炎：肾小球体积增大，内皮细胞和系膜细胞增生，内皮细胞肿胀，可见中性粒细胞和单核细胞浸润。

（2）慢性肾小球肾炎：大量肾小球纤维化及玻璃样变性，所属的肾小管也萎缩、纤维化、消失。存留的肾单位常发生代偿性肥大，肾小球体积增大，肾小管扩张。肾小管上皮细胞呈立方或高柱状，有些肾小管明显扩大呈小囊状，上皮细胞扁平。扩张的肾小管腔内常有各种管型。间质纤维组织明显增生，并有多数淋巴细胞和浆细胞浸润。间质内小动脉硬化，管壁增厚，管腔狭小。

【实训报告】

绘出慢性肾小球肾炎的镜下特征。

（刘东波）

实训 9 女性生殖系统及乳腺疾病

【实训目标】

1. 学会观察慢性子宫颈炎、子宫颈癌及乳腺癌大体标本的病变特点。

2. 学会观察慢性子宫颈炎、子宫颈癌及乳腺癌镜下的病变特点。

【实训准备】

1. 物品　大体标本,组织切片。

2. 仪器　显微镜。

【实训学时】

1学时

【实训内容及方法】

1. 观察大体标本

（1）慢性子宫颈炎:宫颈黏膜充血、水肿,呈暗红色颗粒状或糜烂。在宫颈管内可见黏液潴留性囊肿和宫颈息肉。

（2）子宫颈癌:宫颈原位癌或早期浸润癌表现为宫颈黏膜呈红色颗粒状糜烂,或粗糙肥厚。浸润癌可表现为外生菜花型、浸润型或溃疡型。

（3）乳腺癌:肿瘤大小不等,直径1~8cm,切面灰白、质脆或质软,与周围组织界限不清。有的皮肤呈橘皮样改变、乳头下陷。

2. 观察组织切片

（1）慢性子宫颈炎:低倍镜下观察,宫颈黏膜下有大量淋巴细胞浸润,血管扩张充血、水肿。被覆上皮细胞脱落或鳞化,腺体可鳞化。

（2）子宫颈癌:①原位癌表现为不典型增生的细胞累及上皮全层,未突破基底膜。②浸润癌以鳞癌居多,腺癌次之。③早期浸润癌的浸润深度不超过基底膜下5mm。

（3）乳腺癌(浸润性导管癌):低倍镜下观察,癌细胞呈实性巢状、条索状,或腺腔样。癌细胞形态较一致,异型性明显,间质多少不等,可伴淋巴细胞浸润。癌细胞在纤维间质内浸润生长,两者比例各不相同。

【实训报告】

绘出乳腺癌(浸润性导管癌)镜下特征。

（周　璐）

实训 10　传染病与寄生虫疾病

【实训目标】

1. 学会观察原发性肺结核病、继发性肺结核病、肠伤寒、急性细菌性痢疾、流行性脑脊髓膜炎、流行性乙型脑炎和结肠血吸虫病的大体标本的形态特点。

2. 学会观察结核结节、肠伤寒、流行性乙型脑炎、流行性脑脊髓膜炎和血吸虫虫卵结节的镜下形态结构。

【实训准备】

1. 物品　大体标本,组织切片。

2. 仪器　显微镜。

【实训学时】

2学时

【实训内容及方法】

1. 观察大体标本

（1）原发性肺结核病(肺原发复合征):儿童肺脏,肺下叶上部靠胸膜处,有灰黄色干酪样坏死灶,边界清楚结节状。在相应肺门处可见肿大的淋巴结。

（2）粟粒性肺结核：两肺表面（脏层胸膜下）及切面可见均匀散在分布的粟粒大小病灶，病灶略向表面突起，灰白色或灰黄色，边界较清楚。

（3）浸润型肺结核：肺切面有形状不规则、呈斑片状的灰黄色干酪样坏死病灶，边界因渗出性病变而模糊不清。

（4）慢性纤维空洞型肺结核：肺上叶陈旧性厚壁空洞，由灰白色纤维组织构成，与周围分界清楚，洞壁内附有灰黄色干酪样坏死物。其余肺组织可见新旧不一、大小不等的结核病灶，空洞病灶邻近的胸膜呈纤维性增厚及粘连。

（5）肠伤寒（坏死及溃疡期）：回肠黏膜面见有椭圆形隆起病灶，与肠长轴平行，中央灰黄色，坏死处稍凹陷，边缘仍肿胀似髓样肿胀期改变。部分病灶因坏死组织脱落而形成溃疡。

（6）急性细菌性痢疾：结肠肠壁增厚，黏膜肿胀，黏膜面附有灰白色糠皮状假膜，部分假膜脱落，形成大小不等、形状不一的浅表性溃疡。

（7）流行性脑脊髓膜炎：脑组织，见脑膜血管扩张充血，脑表面（蛛网膜下腔）有灰黄色脓性渗出物附着，以额叶、顶叶、脑底明显，尤以脑沟的血管旁最明显，脑沟、回模糊不清。

（8）流行性乙型脑炎：脑组织，见软脑膜充血，脑回变宽，脑沟变浅，切面见脑组织充血水肿，并见散在的点状出血及小软化灶。

（9）结肠血吸虫病：结肠黏膜表面有不规则小溃疡及散在分布的点状出血，溃疡边缘不整，可见米粒大小灰黄颗粒。

2. 观察组织切片

（1）浸润型肺结核（结核结节）：肺组织切片，镜下观察见结核结节由四种成分构成，①中央干酪样坏死区，呈红染无结构颗粒状；②周围有许多类上皮细胞；③见1~2个朗汉斯巨细胞；④外周可见淋巴细胞及成纤维细胞围绕。

（2）肠伤寒（回肠）切片：镜下观察见肠壁肿胀增厚，肠黏膜已坏死，结构不清，仅残存少量肠腺，黏膜下层可见增生的淋巴组织中有大量伤寒细胞聚集，构成伤寒性肉芽肿。伤寒细胞胞质内可见吞噬的淋巴细胞、红细胞及坏死细胞的碎片。

（3）流行性脑脊髓膜炎（脑）组织切片：镜下观察见蛛网膜下腔增宽，血管高度扩张充血，有大量中性粒细胞浸润。在脑沟部、血管周围更明显。

（4）流行性乙型脑炎（脑）组织切片：镜下观察，部分神经细胞变性、坏死，表现为神经细胞肿胀、尼氏体消失。其周围可有增生的胶质细胞围绕，形成神经细胞卫星现象；也可见胶质细胞、中性粒细胞侵入变性、坏死的神经细胞内，即噬神经细胞现象。低倍镜下可见到质地疏松、染色较浅的筛状结构，为脑软化灶。在小血管旁或变性、坏死的神经细胞附近，常有小胶质细胞增生，甚至聚集成群，形成胶质细胞结节。脑组织内血管扩张充血，可见淋巴细胞呈袖套状浸润。

（5）血吸虫虫卵结节切片：①急性期虫卵结节，在肠壁黏膜层和黏膜下层可见新鲜成熟的血吸虫虫卵，卵壳表面附有放射状物质，卵内含有毛蚴。虫卵周围有多量嗜酸性粒细胞浸润，形成嗜酸性脓肿。②慢性虫卵结节，在肠壁内可见假结核结节。结节中央有破裂钙化的虫卵，其周围有类上皮细胞、异物巨细胞和淋巴细胞。结节周围和肠壁有纤维组织增生。

【实训报告】

绘出结核结节及肠伤寒的镜下特征。

（包　莉）

教学大纲（参考）

一、课程性质

病理学基础是中等卫生职业教育医学影像技术专业一门重要的专业基础课程。它由病理解剖学和病理生理学两部分组成，是联系基础医学和临床医学的桥梁学科。本课程主要内容包括病理解剖学总论和各系统常见疾病及重要器官功能衰竭、个别器官疾病、传染病及寄生虫疾病，揭示了疾病的规律和本质，为防病、治病提供科学的理论基础。本课程的主要任务是使学生掌握基本的病理学理论知识和实践技能，养成认真、严谨的治学态度，培养学生在临床学习和实践中客观、准确地分析问题和解决问题的思维方法，使学生形成临床逻辑思维能力，从而提高临床工作的效率和准确性，并为后续课程学习及临床应用奠定基础。

二、课程目标

通过本课程的学习，学生能够达到下列要求：

（一）职业素养目标

1. 具有良好的人文精神、职业道德，树立正确的职业价值观和道德观。

2. 具有良好的服务意识，养成关心、爱护、尊重服务对象的观念与行为意识。

3. 具有终身学习理念和不断创新精神，为职业生涯的发展奠定基础。

4. 具有良好的身体素质、心理素质和较好的社会适应能力，能适应基层医疗卫生工作的实际需要，培养良好的敬业精神。

5. 具有自主学习、分析问题和解决问题、沟通协作的能力，在学习和实践中养成良好的职业素养和职业道德。

（二）专业知识和技能目标

1. 具备病理学的基本理论、基础知识和基本技能。

2. 具有合理运用病理学理论知识，正确分析和判断临床常见病、多发病，认识病理过程本质的能力。

3. 具有观察、描述大体标本和病理切片标本病变特点的能力。

三、学时安排

教学内容	学时		
	理论	实践	合计
绪论	1	0	1
一、疾病概论	2	0	2
二、细胞和组织的适应、损伤与修复	4	1	5
三、局部血液循环障碍	4	1	5
四、炎症	4	2	6
五、肿瘤	4	2	6

教学内容	学时		
	理论	实践	合计
六、呼吸系统疾病	4	1	5
七、心血管系统疾病	4	1	5
八、消化系统疾病	4	1	5
九、泌尿系统疾病	4	1	5
十、女性生殖系统及乳腺疾病	2	1	3
十一、传染病与寄生虫病	4	2	6
合　　计	41	13	54

四、教学内容和要求

单元	教学内容	教学目标		教学活动	参考学时	
		知识目标	技能目标		理论	实践
绪论	1. 病理学的任务与内容 2. 病理学在医学中的地位 3. 病理学的研究方法 4. 病理学的学习方法	熟悉 熟悉 了解 了解		理论讲授 演示教学	1	
一、疾病概论	（一）健康、疾病和亚健康状态的概念 1. 健康的概念 2. 疾病的概念 3. 亚健康状态 （二）疾病发生的原因和条件 1. 原因 2. 条件 （三）疾病发展过程中的共同规律 1. 自稳态调节功能紊乱 2. 损伤与抗损伤反应 3. 因果转化规律 4. 局部与整体 （四）疾病的经过与转归 1. 潜伏期 2. 前驱期 3. 症状明显期 4. 转归期	 掌握 掌握 掌握 了解 了解 熟悉 熟悉 熟悉 熟悉 熟悉 熟悉 熟悉 熟悉		理论讲授 演示教学	2	

続表

单元	教学内容	教学目标		教学活动	参考学时	
		知识目标	技能目标		理论	实践
二、细胞和组织的适应、损伤与修复	（一）细胞和组织的适应 1. 萎缩的概念及对机体的影响 2. 肥大的概念及对机体的影响 3. 增生的概念及对机体的影响 4. 化生的概念及对机体的影响 （二）细胞和组织的损伤 1. 可逆性损伤 2. 不可逆性损伤 （1）坏死 （2）凋亡 （三）细胞和组织的修复 1. 再生 2. 纤维性修复 3. 创伤愈合	熟悉 熟悉 熟悉 熟悉 掌握 了解 了解 熟悉 掌握 熟悉		演示教学 案例教学 讨论教学 启发理论 讲授教学	4	
	实训1：细胞和组织的适应、损伤与修复		学会	技能实践		1
三、局部血液循环障碍	（一）充血 1. 动脉性充血 2. 静脉性充血 （二）血栓形成 1. 血栓形成的条件和机制 2. 血栓形成的过程和类型 3. 血栓的转归 4. 血栓对机体的影响 （三）栓塞 1. 栓子的运行途径 2. 栓塞的类型及其后果 （四）梗死 1. 梗死的原因 2. 梗死的类型和病理变化 3. 梗死对机体的影响	了解 熟悉 掌握 了解 掌握 熟悉 掌握 熟悉 熟悉 掌握 了解		理论讲授 演示教学 案例教学 讨论教学 教学录像 启发教学	4	
	实训2：局部血液循环障碍		学会	技能实践		1
四、炎症	（一）炎症的原因 （二）炎症的基本病理变化 1. 变质 2. 渗出 3. 增生	熟悉 掌握 掌握 掌握		理论讲授 演示教学 案例教学 讨论教学 启发教学	4	

单元	教学内容	教学目标		教学活动	参考学时	
		知识目标	技能目标		理论	实践
四、炎症	（三）炎症的局部表现和全身反应					
	1. 炎症的局部表现	熟悉				
	2. 炎症的全身反应	熟悉				
	3. 炎症的意义	熟悉				
	（四）炎症的类型及病变特点					
	1. 急性炎症类型	掌握				
	2. 慢性炎症类型	了解				
	（五）炎症的结局					
	1. 痊愈	了解				
	2. 迁延不愈或转为慢性	了解				
	3. 蔓延扩散	了解				
	实训3：炎症		学会	技能实践		2
五、肿瘤	（一）肿瘤的概念	熟悉				
	（二）肿瘤的特性					
	1. 一般形态与组织结构特点	熟悉				
	2. 肿瘤的分化与异型性	掌握				
	3. 肿瘤的生长与扩散	掌握				
	4. 肿瘤的复发	熟悉				
	（三）肿瘤对机体的影响					
	1. 良性肿瘤对机体的影响	熟悉				
	2. 恶性肿瘤对机体的影响	熟悉		理论讲授		
	（四）良、恶性肿瘤的区别	掌握		演示教学		
	（五）肿瘤的命名与分类			案例教学	4	
	1. 肿瘤的命名	熟悉		讨论教学		
	2. 肿瘤的分类	了解		启发教学		
	（六）癌前病变、异型增生、原位癌和早期浸润癌					
	1. 癌前病变	熟悉				
	2. 异型增生	熟悉				
	3. 原位癌	熟悉				
	4. 早期浸润癌	熟悉				
	（七）常见肿瘤举例	熟悉				
	（八）肿瘤的病因和发病机制	了解				
	实训4：肿瘤		学会	技能实践		2

单元	教学内容	教学目标		教学活动	参考学时	
		知识目标	技能目标		理论	实践
六、呼吸系统疾病	（一）慢性支气管炎 1. 病因和发病机制 2. 病理变化 3. 临床病理联系 4. 结局和并发症 （二）肺炎 1. 大叶性肺炎 2. 小叶性肺炎 3. 病毒性肺炎 4. 支原体肺炎 （三）慢性肺源性心脏病 1. 病因和发病机制 2. 病理变化 3. 临床病理联系 （四）呼吸衰竭 1. 呼吸衰竭的概念和分类 2. 呼吸衰竭的原因和发病机制 3. 呼吸衰竭时机体功能和代谢变化	了解 熟悉 熟悉 了解 掌握 掌握 了解 了解 掌握 掌握 掌握 熟悉 熟悉 熟悉		理论讲授 演示教学 案例教学 讨论教学 启发教学 PBL教学	4	
	实训5：呼吸系统疾病		学会	技能实践		1
七、心血管系统疾病	（一）高血压病 1. 病因和发病机制 2. 高血压病的类型和病理变化 （二）动脉粥样硬化 1. 病因和发病机制 2. 基本病理变化 3. 冠状动脉粥样硬化及冠状动脉硬化性心脏病 （三）风湿病 1. 病因和发病机制 2. 基本病理变化 3. 风湿病的各器官病变 （四）心力衰竭 1. 心力衰竭的原因与诱因 2. 心力衰竭的分类 3. 心力衰竭的发病机制 4. 心力衰竭时机体功能和代谢的变化	了解 掌握 了解 掌握 掌握 了解 掌握 掌握 熟悉 熟悉 了解 熟悉		理论讲授 演示教学 案例教学 讨论教学 启发教学 PBL教学	4	
	实训6：心血管系统疾病		学会	技能实践		1

单元	教学内容	教学目标		教学活动	参考学时	
		知识目标	技能目标		理论	实践
八、消化系统疾病	（一）消化性溃疡 1. 病因和发病机制 2. 病理变化 3. 临床病理联系 4. 结局和并发症 （二）病毒性肝炎 1. 病因和发病机制 2. 基本病理变化 3. 临床病理类型及特点 （三）肝硬化 1. 门脉性肝硬化 2. 坏死后肝硬化 （四）肝性脑病 1. 肝性脑病的病因和分类 2. 肝性脑病的发病机制 3. 肝性脑病的诱因	熟悉 熟悉 熟悉 熟悉 熟悉 掌握 熟悉 掌握 熟悉 熟悉 了解 熟悉		理论讲授 演示教学 案例教学 讨论教学 启发教学 PBL教学	4	
	实训7：消化系统疾病		学会	技能实践		1
九、泌尿系统疾病	（一）肾小球肾炎 1. 病因和发病机制 2. 基本病理变化 3. 常见类型和临床病理联系 4. 影像学及其他检查方法 （二）肾盂肾炎 1. 病因和发病机制 2. 常见类型及临床病理联系 （1）急性肾盂肾炎 （2）慢性肾盂肾炎 3. 影像学及其他检查方法 （三）尿石症 1. 病因和发病机制 2. 尿结石的成分和特征 3. 病理学特征 4. 临床病理联系 5. 影像学及其他检查方法 （四）肾衰竭 1. 急性肾衰竭 2. 慢性肾衰竭 3. 尿毒症	熟悉 熟悉 掌握 了解 熟悉 掌握 熟悉 了解 熟悉 熟悉 熟悉 熟悉 熟悉 熟悉 熟悉 了解		理论讲授 演示教学 案例教学 讨论教学 启发教学 PBL教学	4	
	实训8：泌尿系统疾病		学会	技能实践		1

单元	教学内容	教学目标		教学活动	参考学时	
		知识目标	技能目标		理论	实践
十、女性生殖系统及乳腺疾病	（一）子宫颈疾病 1. 慢性子宫颈炎 2. 子宫颈癌 （二）乳腺癌 1. 病因和发病机制 2. 病理变化及分类 3. 扩散与转移 4. 临床病理联系	了解 熟悉 了解 熟悉 熟悉 熟悉		理论讲授 演示教学 案例教学 讨论教学 启发教学	2	
	实训9：女性生殖系统及乳腺疾病		学会	技能实践		1
十一、传染病与寄生虫病	（一）结核病 1. 概述 2. 肺结核病 3. 肺外器官结核病 （二）伤寒 1. 病因与发病机制 2. 病理变化与临床病理联系 3. 结局与并发症 （三）细菌性痢疾 1. 病因与发病机制 2. 病理变化及临床病理联系 （四）流行性脑脊髓膜炎 1. 病因与发病机制 2. 病理变化及临床病理联系 3. 结局和并发症 （五）流行性乙型脑炎 1. 病因与发病机制 2. 病理变化及临床病理联系 3. 结局和并发症 （六）血吸虫病 1. 病因及感染途径 2. 病理变化及发病机制 3. 主要脏器的病变及其后果 （七）艾滋病 1. 病因与发病机制 2. 病理变化 3. 临床病理联系 （八）淋病 1. 病因与发病机制 2. 病理变化、临床病理联系与结局	熟悉 熟悉 了解 了解 熟悉 熟悉 熟悉 掌握 熟悉 掌握 熟悉 熟悉 掌握 熟悉 了解 熟悉 了解 了解 熟悉 掌握 了解 熟悉		理论讲授 演示教学 案例教学 讨论教学 启发教学 PBL教学	4	
	实训10：传染病与寄生虫病		学会	技能实践		2

五、大纲说明

（一）教学安排

本教学大纲主要供中等卫生职业教育医学影像技术专业教学使用，第2学期开设，总学时为54学时，其中理论教学41学时，实践教学13学时，学分为3学分。

（二）教学要求

1. 本课程对理论部分教学要求分为掌握、熟悉、了解3个层次。掌握：指对基本知识、基本理论有较深刻的认识，并能综合、灵活地运用所学的知识解决实际问题。熟悉：指能够领会概念、原理的基本含义，解释相关现象。了解：指对基本知识、基本理论能有一定的认识，能够记忆所学的知识要点。

2. 本课程在实践技能方面要求为学会层次。学会：指在教师的指导下能完成对病变标本的病理变化特点的辨认。

（三）教学建议

1. 教学方法　本课程依据医学影像技术岗位的工作任务、职业能力要求，强化理论实践一体化，突出"做中学、做中教"的职业教育特色，根据培养目标、教学内容和学生的学习特点以及职业资格考核要求，提倡项目教学、案例教学、任务教学、角色扮演、情境教学等方法，利用校内外实训基地，线上线下混合式教学等方式，将学生的自主学习、合作学习和教师引导教学等教学组织形式有机结合。

2. 考评方式　以医学影像技术专业教改性人才培养方案为纲领，以学生认知规律为导向，以课程培养目标为依据，根据专业岗位的实际需求进行。教学过程中，可通过测验、观察记录、技能考核和理论考试等多种形式对学生的职业素养、专业知识和技能进行综合考评，应体现评价主体的多元化、评价过程的多元化、评价方式的多元化。评价内容不仅关注学生对知识的理解和技能的掌握，更要关注学生对所学知识在实践中的运用与解决实际问题的能力水平，重视学生职业素质的形成。

主要参考文献

［1］杨怀宝 . 病理学基础［M］. 北京：人民卫生出版社，2019.

［2］陈振文，杨美玲 . 病理学与病理生理学［M］. 4 版 . 北京：人民卫生出版社，2020.

［3］步宏，李一雷 . 病理学［M］. 9 版 . 北京：人民卫生出版社，2018.

［4］张荣军，杨怀宝 . 病理学基础［M］. 3 版 . 北京：人民卫生出版社，2020.

［5］王斌，陈命家 . 病理学与病理生理学［M］. 7 版 . 北京：人民卫生出版社，2014.

［6］王建枝，钱睿哲 . 病理生理学［M］. 9 版 . 北京：人民卫生出版社，2018.

［7］李玉林 . 病理学［M］. 8 版 . 北京：人民卫生出版社，2013.

［8］张忠，王化修 . 病理学与病理生理学［M］. 8 版 . 北京：人民卫生出版社，2020.

［9］鲜于丽，周春明 . 病理学与病理生理学［M］. 北京：人民卫生出版社，2017.

［10］李玉林，王医术 . 病理学实习指导［M］. 2 版 . 北京：人民卫生出版社，2019.